中国式管家服务系列培训教材
Training materials of Chinese housekeeping service

U0833832

居家
养老护理师
（初级）

刘洋◎编著

MEIYU.HOME SERVICE COALITION ORGANIZATION
美妤世家

中国人力资源和社会保障部中国就业指导中心

HEUP哈尔滨工程大学出版社
Harbin Engineering University Press

内容简介

本教材共分为20章。第一章养老护理职业，对养老护理作以简单的介绍；第二章是老年人的生理结构及特点；第三章至第十四章分别介绍了日常起居、饮食、清洁、移动、排泄、压疮的护理，肺部疾病、心脑血管疾病、帕金森氏病、糖尿病以及痴呆老人的护理理论及技术操作；第十五章至十九章是居家用药的安全、沟通和心理护理、急救常识、临终关怀和职业安全的内容；第二十章简单地介绍了老年人的闲暇活动。本书内容丰富，按照循环授课的方式设置，各章理论内容和相关的实际操作相结合，每章又相对独立，便于培训教师的课程安排。本书既可作为居家养老护理员和家政服务人员的培训教材，也可作为养老护理员的自学参考书、家庭老人照顾的指导用书。

图书在版编目(CIP)数据

居家养老护理师：初级/刘洋编著. —哈尔滨：哈尔滨工程大学出版社，2013.1
ISBN 978-7-5661-0483-0

Ⅰ. ①居… Ⅱ. ①刘… Ⅲ. ①老年医学-护理学-岗位培训-教材 Ⅳ. ①R473

中国版本图书馆CIP数据核字(2013)第014693号

出版发行 哈尔滨工程大学出版社
社　　址 哈尔滨市南岗区东大直街124号
邮政编码 150001
发行电话 0451-82519328
传　　真 0451-82519699
经　　销 新华书店
印　　刷 哈尔滨市石桥印务有限公司
开　　本 787mm×1 092mm 1/16
印　　张 17.75
字　　数 191千字
版　　次 2013年1月第1版
印　　次 2013年1月第1次印刷
定　　价 34.00元
http://www.hrbeupress.com
E-mail:heupress@hrbeu.edu.cn
美好世家 400-0090-500 wwww.meiyu.com.cn

“中国式管家服务系列培训教材”

编　委　会

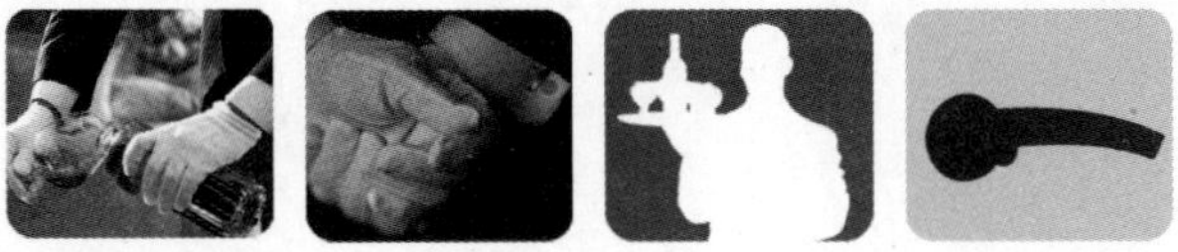

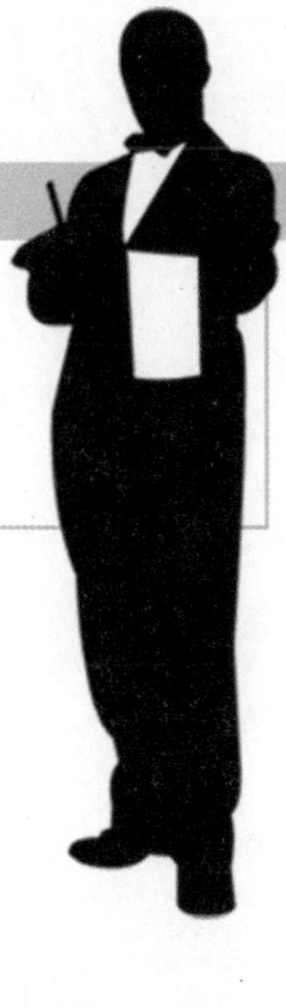

前言

当前，我国老年人口数量及老龄化的速度都居世界之首，据统计我国60岁以上的老龄人口已达1.67亿。北京市政协公布的调研报告显示，预计未来5年将有47万名老人需要护理型照顾，因此居家养老服务是大多数老年人的必然选择。据全国老龄办副主任吴玉韶介绍，全国养老护理员有2万余人，但需求量约为1 000万人，缺口巨大，而北京市专业的养老护理员只有4 000多人，且基本上都在养老机构，没有进入社区。国家发改委、民政部等10部委联合颁布了《关于全面推进居家养老服务工作的意见》。因而要推进居家养老服务，养老服务队伍建设是首要工作，但应如何改变当前居家养老服务的局面呢？阎青春认为，加强服务队伍建设，尽快培养和造就一批有责任心和专业护理技能的护理服务队伍，使老年人在家里就可以得到所需要的专业化服务，这是大势所趋、迫在眉睫的事情。

北京美好世家国际管理顾问有限公司自2003年成立以来，便有丰富的家庭服务和管理经验，已成为中国家庭服务行业的引领者，其始终坚信实力打造品牌，服务铸就辉煌。在今后的发展中，公司为适应社会老龄化发展的需要，将组织培训专业的养老护理服务队伍，为更多就业人员提供更广阔的发展空间，使老年人及家属真正体会到高品质、高标准的现代家庭养老服务！

为此，特从家政培训和养老护理培训第一线，组织有经验的培训教师，编写了本教材。本书可作为从事家政服务、家庭养老护理员的培训教材，也可作为家政服务和家庭护理人员的自学参考书。本书在编写过程中参考或引用了一些专家学者的著述，在此一并表示感谢！由于时间仓促，水平和能力有限，不足之处在所难免，敬请批评指正！

编者
2012年8月

目录

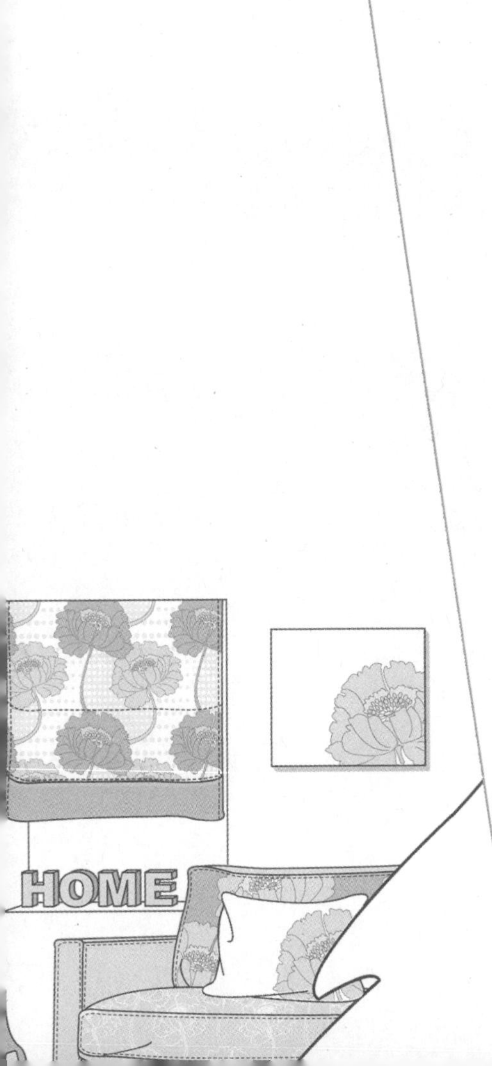

第一章

养老护理职业

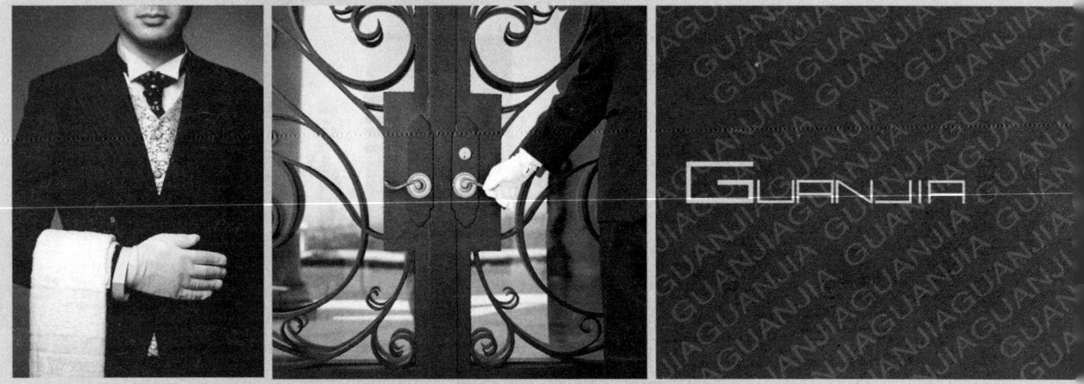
GUANJIA

一、行业现状

十二五期末，我国老年人口将达到2.21亿，占全国总人口的26%。超过日本人口总数，相当于广东、广西、江西三省区的人口总数。这就意味着，到时候我国4个人中必定有1位是老年人。然而，谁来照护终将老去的你我呢？

当前家庭结构发生变化，一对夫妇要抚养4位老人和子女，普遍存在心有余力不足的情况，急切需要社会来支持供养。

全国空巢老人达到一半。北京、上海等大城市90%以上的属于居家养老型，其中大部分人不管是情愿还是出于无奈，都必然在家里养老。居家养老服务成为大多数老年人的必然选择。

二、了解养老护理行业

如今，养老护理作为一个职业存在。1999年，劳动和社会保障部制定和颁布的《中华人民共和国职业分类大典》已经把养老护理服务作为一个职业列入其中，要求90个技术工种持证上岗，意味着养老护理职业得到了社会和国家认可。同时还出台了《国家职业资格培训教程》，把养老护理员的培训分为初、中、高级和技师四个级别，作为一个新型和特殊行业，分别对应国家职业资格五级、四级、三级、二级。

养老护理员的工作得到认同，被誉为“人类生命的经营师”。作为护理师，我们可以改变老人的生活，老人不仅需要生活上无微不至的照顾，更需要得到真正的关心，需要我们真正融入他们的生活。而不同性格的护理员带给老人的是不同的生活方式和氛围（如外向：活泼、开朗；内向：安静、稳重），可以说一个护理员就是老人的一种生活方式。

三、了解养老护理职业

1.居家养老护理

（1）居家养老护理的服务对象

①健康老年人；

②患病老人；

③肢体、器官功能障碍老人；

④其他需要居家照顾的人群；

(2)居家养老护理的目的

帮助老人和家人尽可能地在他们的能力范围内进行独立自主的生活，提高生活质量。

(3)居家养老护理的工作内容

①生活管理

生活协助：帮助老人买菜、购物、送餐、整理家居环境，如老人居室的物品整理、地面清洁、衣被清洗、厨房清洁，等等。

文秘服务：代老人领取、送达、邮寄物品钱财，代缴各项费用，代写(念)书函或互联网联系亲友，整理有关文件、发表文章等。

陪同服务：陪同购物、陪同就餐、陪同就医、陪同旅游等。

休闲服务：陪同老人到公园散步、健身或与好友聊天，参加活动等。

②起居照顾

膳食服务：膳食营养搭配、烹饪、协助就餐、喂水、喂食、鼻饲等。

协助治疗：提醒、协助服药，喂药，观察记录体温、呼吸、脉搏、血压及大小便等情况及药物不良反应，联系医务人员等。

康复锻炼：被动肢体活动，支援老人自我训练及其他自我照护功能，如协助老人穿衣、刷牙、洗脸、沐浴、梳头等，协助老人对轮椅及其他助行器的使用。

移动支援：协助翻身、起床、体位变换、大小便器使用等。

清洁方面：更换衣物、床单，洗头、口腔清洁、洗脸、沐浴、擦澡、背部护理、会阴护理、大小便处理等。

安全保护：随时注意老人的安全，防止摔伤、烫伤、噎食及其他意外的发生。

特别护理：留置导尿的护理、人工肛门袋的护理、鼻饲管护理、气管套管护理、伤口观察、预防压疮、临终护理等。

③精神支持

a. 读书读报了解新闻、时事，详细解说老人关注事件。

b. 陪同聊天，关心老人身体和生活状况，交换生活经验并给予新的启示，减轻老人的孤独寂寞感。

c. 倾听老人诉说，帮助老人找回事业及家庭的自豪感，帮助其宣泄不良情绪，给予老人心理上的支持和鼓励。

d. 帮助老人联系亲人和朋友，表示关心、支持、鼓励，表达思念、怜爱之情等。

(4)居家养老护理员工作须知

①“理解”的心态，是指护理员刚开始入住客户家里，家属对护理员都有一个从怀疑到信任的过程，例如有的家属要求每天给老人吃一个鸡蛋，但会记下刚买回来的鸡蛋的数目，随时清点，当作对养老护理员的考察。试想客户把老人和家交给一个不太了解的陌生人，存在不放心、不踏实的感觉是可以理解的，况且许多家属已经接触过不同性格的保姆，甚至有过被保姆骗的经历。居家养老护理员要理解家属和老人的行为，避免产生负面情绪，并用实际行动证明自己的个人素养和专业素质。

②“包容”的态度，是指老年人的语言、思维方式、行为方式和生活习惯等，无论是否得到社会的认同、是否符合养老护理员的喜好，养老护理员必须始终保持热情、友善的态度，不能对老年人的态度、行动和行为等进行批判和责难，更不能使用暴力。应调整心态，从专业的角度进行分析判断，积极应对。

③老年人的适应能力差，需要我们像照顾婴儿一样耐心细致地呵护。

④与老人交流要用普通话，忌用俚语。但如果和老人是同一家乡，适时讲些家乡话可增进彼此的感情，有效地拉近距离。讲话的速度宜慢，必要时进行重复，但要明白音调太高，老人反而更加听不清楚。

⑤了解老人的个人经历、爱好和日常生活习惯，不要安慰一个无子女的痴呆老人说“儿子、儿媳和孙子下周日来探望”，不要对双目失明的老人说“您看，这些花多漂亮啊”。

⑥不宜佩戴复杂的首饰，低头时，项链容易被刮住、扯断，不戴手镯、戒指作护理，防止污染、丢失。

⑦防止在工作时间内打哈欠、伸懒腰、坐在椅子上歪歪倒倒，似睡非睡。

⑧不要见利忘义，不允许利用职务之便收受和索要老人的财物，或非法占有老人的东西。

2. 良好的职业生活习惯

(1)护理员个人生活空间

①如果你在客户家里拥有一间卧室，不要忽略对自己生活空间的整理，即使工作完成后很累了，即使是在与老人及家属关系比较融洽之后，也不要在不经意间流

露出可能被家属不欢迎或不接受的个人生活状态。把保持个人空间的整洁看作是工作的一部分,不随意改变房间主人原来的布置风格,也是对客户尊重的表现。如果在白天,尽量不要总是锁着门。在自己的房间与老人整个家庭之间保持一道适时敞开的门,能够体现出你对这个家庭的信任。**记住:在自己的房间与老人家庭之间适当敞开一道信任的门。**

②如果你的个人生活空间只是一张床,“一张床就是一个家”是很多养老护理员的切身体会。为了照顾老人方便,护理员可能会和老人同居一室,其一定要保持个人卫生,保持床单的整洁,私人衣物(内衣、毛巾、袜子)晾干后要及时收起来。护理员的个人时间和空间有限,要学会放松,不要让消极情绪侵扰自己。工作允许的情况下不放弃自己的业余爱好,和老人及家属多交流,使工作充满乐趣。

(2)作息起居

①作为职业护理员,作息时间一定要视服务需要而自我约束。很多护理员会利用晚上难得的空闲时间,做自己感兴趣的事情,看电视、读小说、玩游戏,和家人联络一下感情等,但要注意不要太晚,应充分地休息,保证第二天精力充沛,避免老人发生安全事故。有些老人为了节电,要求护理员早些休息,我们要理解,并尽量配合,或采取其他的放松休闲方式。

②注意仪表,特别是早上起床后和晚上临睡前,要保持职业形象,不能像在自己家里一样随意,避免蓬头垢面、打着哈欠、睡眼朦胧地工作,早晚护理操作和语言要轻些,尽量不要影响他人休息。

③夜间睡眠要警醒,照顾好老人大小便,尤其是半自理的老人可能会自己起床去卫生间,要防止摔倒;还要注意查看老人是否出现异常状况,及时给予专业处理,必要时通知家属,联系救护车,准备好老人住院需要用的物品。

(3)不良习惯

①私自外出:避免私自外出,如是代购物品,代缴费用等需提前和家属打招呼,有私人事务需要出门,一定要向公司和客户请假,并准时返回岗位。

②迎亲会友:养老护理员要清楚老人的家里是我们的工作场所,即使和老人及家属的关系再融洽,也不能在老人家里接待自己的客人。如有事情最好在条件允许的情况下请假外出,实在无法避免,事先一定要和老人或家属说明,并征得他们的同意,不要久留,更不能留客人吃饭和过夜。切忌在老人家里存放他人物品,以杜绝易腐、易爆、来历不明的物品所带来的隐患。

③无意行为:如果你有以下条款中任何一种习惯,必须改正。

a. 为人小气，执拗任性，不接受批评，因赌气而不做工作。

b. 和客户的客人搭话、玩笑。

c. 随意出入他人卧室，说话不分人物、时间、场合。

d. 好打听别人私事，议论他人长短，经常发表、传递个人对别人的看法。

e. 穿着睡衣、口嚼零食与别人聊天、看电视，或经常在电视前睡着。

f. 长时间占用洗手间、洗澡间。

g. 好奇心重，乱翻东西，乱用他人物品，随处坐卧。

h. 缺乏水电节约意识。

(4)职业饮食要求

①不要把厨房兼作杂物间，厨房是食物集中的地方，关系到每一个人的饮食健康，一切与食物不相关的东西都不要放在厨房里，特别是有药性和毒性的物品，以防误食。

②在进厨房之前要先整理好自己的卫生，做饭要有统筹方法，摘、洗、切、煮先后有序，菜刀砧板荤素有别。在整理水果、蔬菜、熟食时不要随手往嘴里放，炒菜时尽量避免铁器发出碰撞声响；咳嗽时避开饭锅，禁止在厨房内打喷嚏、擤鼻涕；做饭时不要有挖鼻孔、抠指甲、弄头发等小动作。

③讲究各种食物的洗涤方法，并要注意用水、容器的卫生。如果客户对某种事物有特殊的洗涤或烹饪要求，一定要严格遵守。

④炒菜时不要在锅里尝，这是极不卫生的做法；做汤时也绝不能用勺子舀汤品尝，应该盛在一个碗里用筷子或勺品尝，这双筷子或勺在刷洗之前，就不能再伸到锅里了。

⑤不对客户饭菜口味作评判，不要以自己的口味喜好挑拣食物，即使客户的饮食、口味习惯特殊，也要作为工作的需要，按要求去完成。挑肥拣瘦是一种缺乏教养的表现，绝对不能有一点说辞。

⑥注意餐桌小节。不要指望别人帮你布菜，打嗝、吧唧嘴、张口咀嚼、喷饭都要避免。饭后，餐具及时清洗，净布擦干存放，厨房内不存放垃圾，常保持清洁。不要偷吃、掖藏客户的食品。

⑦卫生要从自身做起。改掉爱吃零食的习惯，改掉自己不好的饮食习惯，容易令人反感的事情不要去做。

谁能成为一个好的护理师?

1. 健康、卫生。

2. 饮食营养均衡。

3. 有充足的休息,起床后精神饱满。

4. 面部清洁,头发整齐光洁,有良好的姿态。

5. 着装勿过分裸露、透薄,以防“性骚扰”;出现残破、纽扣丢失,及时修补更换。

6. 不吃异味食品,饭后漱口,保持口腔清洁,无异味。

7. 切忌在他人面前打喷嚏、咳嗽,可用适当的面纸巾或卫生纸遮挡,勿用手帕。

8. 在工作前或工作时不喝带酒精的饮料。

9. 去过洗手间,切记洗手。

10. 经常洗澡,身体没有异味,经常更换内衣并注意随时清洗。

11. 经常修剪指甲,经常洗头发,着装整洁,平整、无皱褶。

12. 经常锻炼。

13. 穿舒适的有支持作用的鞋,保持光亮整洁。

14. 能够与他人和睦相处。

15. 是个好的倾听者。

16. 能够与家庭成员及同事交谈。

17. 保护自己,尊重他人。

18. 遇事要冷静,说话有条理,把握好分寸。

19. 不要参与、干涉不利于他人家庭的事情。

20. 和老人及家属保持良好的、健康的交往关系。

21. 忌语:

(1) 我不行,我现在很忙;

(2) 我没有做过这个;

(3) 那不是我的错;

(4) 不要责怪我;

(5) 那不是我现在应该做的,我昨天已经做过了;

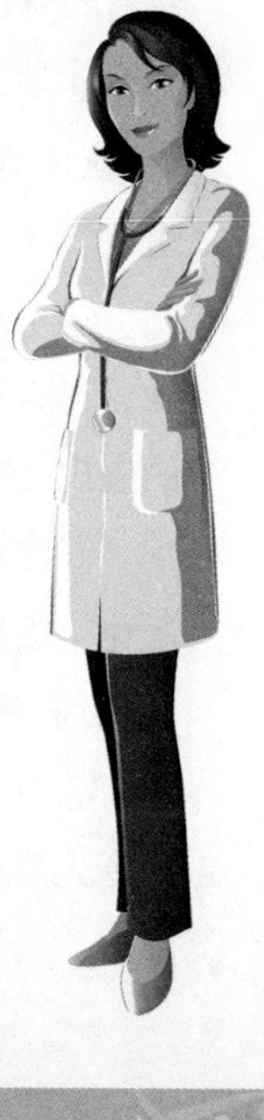

(6) 没人告诉我这些;

(7) 我今天不能工作,我头疼;

(8) 那不是我的工作;

(9) 你不曾告诉我你正需要这个;

(10) 我比其他人工作更努力;

(11) 没有我喜欢做的事。

四、老年人的权益保障

1. 虐待和忽视

(1)虐待:当一个人被无情地对待而受到身体上或者情感上的伤害,这种行为就是虐待,人们被他人打、咬、推或踢称为身体上的虐待,情感上的虐待则表现为护理师或家人不停地对他们喊叫、谩骂,贬低他们或者威胁要伤害他们。

(2)忽视:如果被护理者因为护理师没有提供所需要的护理而受到伤害,这种行为的缺乏称为忽视。养老护理员或家人不给被护理者吃、喝、穿衣、住处或忽略与被护理者的接触称为身体上的忽视,是一种特殊形式的虐待,忽视不是某人对某人做什么,而是某人对某人不做什么。有些形式的忽视,例如不理他或不给适当的食物,能够导致在身体和情感上与其他形式的虐待一样的伤害,一个被忽视的人可能得到很糟糕的个人护理:肮脏的头发、身体上的异味、肮脏的指甲、蒙有分泌物的眼睛、流血的牙龈及嘴唇以及食物残存在牙缝里;衣服或床铺很脏,可能很沮丧不愿与人接触,也可能拒绝吃东西或个人护理。

2. 工作过失

(1)无意过失表现为工作中的无意识的疏忽或错误,它是指不是主动或本意想要伤害别人。玩忽职守则表现为在专业上的疏忽,这主要涉及的是受过专业培训、教育和服务的人。你要记住,你要对自己的行为负责。护理人员常见的疏忽行为表现为:

①当床处于升起状态时护理师离开病床,从而造成老人从床上摔下并造成伤害;

②护理人员提供热水袋/瓶给老人,但是由于热水过烫而造成烫伤;

③护理人员将老人的假牙摔坏；

④老人向护理人员报怨胸疼并且呼吸困难，而护理人员没有向家人或护士汇报从而造成老人心肌梗塞甚至死亡；

⑤老人启动紧急呼叫信号而护理人员多次看到呼叫信号却没有回复，从而造成老人突然的昏迷或严重出血。

(2)有意过失表现为一些有害的行为，具体如下。

①诽谤：是指通过对第三者的错误表达以达到损害他人声誉的目的；

②非礼接触：是指在未经过老人允许的情况下，试图或威胁接触老人身体或实际接触老人身体；

③非法监禁：是指采用非法的手段去限制老人的行动自由；

④侵犯隐私权：每个人都有权不把自己的身体、姓名、照片或私人物件暴露给公众，只有健康护理单位的工作人员才能观察处理或检查老人的身体。

3. 老年人权益受侵害的处理

老年人合法权益受到侵害的，被侵害人或者其代理人有权要求有关部门处理，或者依法向人民法院提起诉讼。以暴力或者其他手段公然侮辱老年人、捏造事实诽谤老年人或者虐待老年人的，情节较轻的，依照治安管理处罚条例的有关规定处罚；构成犯罪的，依法追究刑事责任。

4. 保护老人的隐私权

(1)当进行护理时要拉上窗帘或窗围帘；

(2)只暴露老人将要进行护理治疗的身体部分；

(3)不要与他人讨论某个老人或老人的治疗过程；

(4)当要进行护理时，请来访者暂时回避；

(5)不要拆开老人的邮件；

(6)允许老人去拜访其他的老人以及允许老人使用私人电话。

居家养老护理工作守则

为保障居家养老服务机构、老年人及养老护理员三者的利益，避免不必要的纠纷，根据实际情况，每个机构都应设立自身的工作守则，养老护理员应遵守工作守则。以下是参照我国台湾地区而设立的居家养老护理工作守则。

1. 居家服务不搬动大型家具，不从事具有危险性的工作。

2. 不使用借来的用具，以免损坏时造成赔偿纠纷。

3. 不做服务对象及其活动范围以外的清洁工作。

4. 不为服务对象购买任何含酒精或刺激性的饮料。

5. 不以服务对象的名义赊账。

6. 不帮服务对象购买医嘱以外的药品。

7. 不以任何交通工具搭载服务对象。

8. 除工作联系外，不使用服务对象家里的电话。

9. 不向服务对象购买任何物品。

10. 服务合同以外，即使服务对象要求，亦不可食用服务对象家里的食物。

11. 在服务对象家食用自带的餐点，须经服务对象同意。

12. 提供服务时须着装整洁并佩戴服务证。

13. 尊重服务对象及其家庭隐私，决不可向自己的邻居、亲友等外人透露。

14. 养老护理员应知悉老人喜好，以便能适应老人的生活方式。

15. 养老护理员遇家庭争论时保持中立，尽量避免参与老人与家人、朋友、邻居间的各种不愉快、争执与紧张关系。

16. 养老护理员应鼓励和督促老人遵从医护人员在药物、饮食、运动等方面的治疗意见。

17. 养老护理员不应告诉老人其私人问题，以免困扰老人。

18. 养老护理员不应将老人的难题带回家，应善于调节心理状态，维持自身心理健康。

19. 同事之间相互鼓励，给予正向支持。

20. 同事之间不提及服务对象的家庭隐私或传达夸大不实信息。

第二章

老年人的生理结构及特点

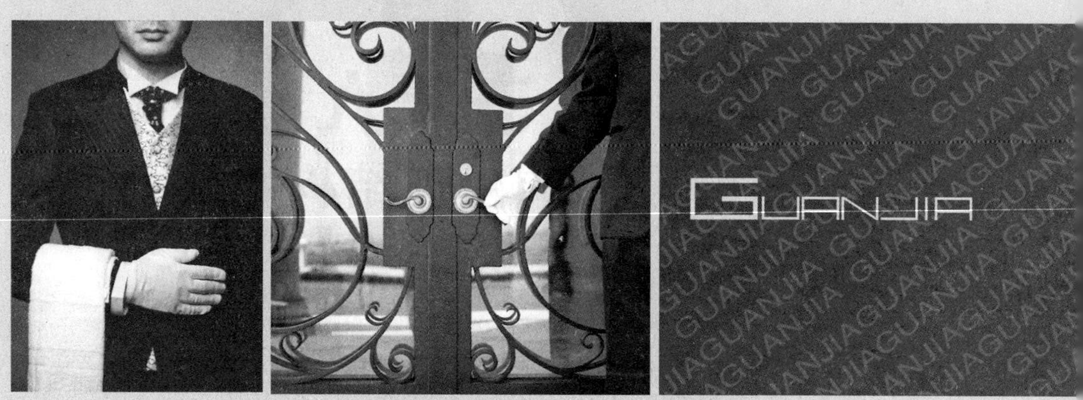
GUANJIA

一、人的生理结构

1. 生理结构

(1)细胞是人体形态结构和生理功能的基本单位;

(2)细胞之间存在一些不具备细胞形态的物质称为细胞间质;

(3)由许多形态和功能近似的细胞与细胞间质共同组成组织;

(4)构成人体的组织有四种:上皮组织、结缔组织、肌组织和神经组织;

(5)上述四种组织是构成人体器官和系统的基础,故又称基本组织;

(6)由几种不同的组织结合在一起,构成具有一定形态和功能的结构称为器官,如心、肺、肝、肾等;

(7)许多在结构和功能上密切联系的器官结合在一起,共同执行某种特定的生理活动,即构成系统;

(8)人体共有九大系统,即运动系统、消化系统、呼吸系统、泌尿系统、生殖系统、内分泌系统、脉管系统、神经系统和感觉器官;

(9)这些器官、系统彼此相互联系和相互制约,通过神经和体液调节,在身体内执行不同生理功能。

2. 老年人各系统的变化

(1)感觉器官功能衰退:感觉的老化使得老年人对外界事物的反应迟钝。视觉衰退不仅使老人眼花,出现"老花眼",而且也容易使老人患眼病,如白内障、青光眼等。听觉的老化则表现为对声音,尤其是对高音调反应迟钝。由于听力的减退,易造成老人与别人交流的困难,但有时又会对低声谈话较为敏感,对此,照护者要注意不要无意中发牢骚,以免老人听到影响相互关系。由于听觉和视觉功能的减退,使老人判断事物的准确性降低,其往往靠自己的想象力来判断问题,如可能会把飞驶而来的摩托车看成自行车,并误以为在车子到来之前,自己有足够的时间穿过马路,结果造成交通事故。此外,老年人的味觉、嗅觉、触觉等功能也在减退,有时容易发生烫伤、煤气泄漏等意外,照护者要注意预防。感官常见病:青光眼、白内障、角膜混浊、结膜炎、角膜炎、虹膜睫状体炎、弱视、老化、近视,耳聋、耳鸣、中耳炎、外耳炎,烧、烫伤。

(2)循环系统功能衰退:由于动脉硬化,血管弹性减弱,管腔变窄,导致老年人患高血压、冠心病较多。静脉血管弹性降低,血液回流困难,容易出现下肢肿胀不适,同时老年人毛细血管变脆,皮肤受到轻微的碰撞就会发生皮下出血,从而形成淤血的青紫斑,因此,老年人在活动中要注意预防损伤。循环系统常见病:冠状动脉硬化性心脏病、风湿性心脏病、动脉炎、静脉曲张、血液病、淋巴细胞病、淋巴管炎。

(3)呼吸系统功能衰退:呼吸器官功能减退,肺活量下降,使得老年人身体活动增加后,常会感到气促,呼吸加快,由于换气困难老年人有时说话多时,也会感到气喘。所以与老年人一次谈话时间不要过长,特别是不要高声讲话,照护者与老人交谈要有耐心。另外由于呼吸道抵抗力低下,老年人容易患感冒、气管炎、肺炎等疾病。呼吸系统常见病:肺癌、肺结核、急(慢)性支气管炎、上呼吸道感染、肺气肿、肺心病、矽肺等。

(4)消化系统功能衰退:消化器官功能的变化为牙齿松动、脱落,咀嚼困难,胃肠蠕动减慢,消化液分泌减少,胃酸缺乏,对食物消化能力减弱,致使老年人易出现食欲减退、消化不良的现象,从而导致营养缺乏,同时也易发生腹泻、便秘等疾病。消化系统常见病:胃、十二指肠溃疡,消化道肿瘤,肝硬化,肝炎,胆囊炎,胆石症,胰腺炎,胰腺癌,肠炎,肠梗阻,肠道疾病,疝气。

(5)运动与神经系统功能衰退:由于脑组织逐渐萎缩,神经系统呈进行性衰退,使老年人对外界事物反应迟钝,适应能力减弱,记忆力下降,尤其是近期记忆力下降明显,有时对刚才发生的事,很快就会忘记,照护者对此应有所了解,以防止因误解而产生矛盾。多数老年人因运动平衡能力下降,动作迟缓,反应迟钝,走路、站立姿势不稳,抬脚困难,加之肌肉萎缩、骨质疏松,老年人很容易发生跌倒、脚踝部扭伤和骨折。运动系统常见病:头部外伤、脑瘤、骨折、骨关节炎、风湿性关节炎、类风湿性关节炎、颈椎病、椎间盘突出。

(6)神经系统常见病:脑血栓、脑梗塞、脑出血、神经衰弱、头痛、帕金森病、神经病、三叉神经痛、肋间神经痛、坐骨神经痛、截瘫、精神病、脑瘤、去大脑皮层、脑死亡。

(7)泌尿生殖系统功能衰退:由于膀胱肌肉萎缩,膀胱的尿容量减少,同时由于尿道括约肌的萎缩,使得老年人经常感到憋不住尿,排尿的次数增加,尤其是夜尿的次数增加,有时会发生遗尿,男性老人常出现前列腺肥大,造成排尿困难,甚至尿潴留。生殖系统也因器官组织的衰退和激素分泌水平的减少,而产生更年期的生理变化。

(8)泌尿系统常见病:肾病,泌尿系结石,泌尿系良、恶性肿瘤,前列腺炎、癌,不育症。

(9)生殖系统常见病:女子会有宫颈炎、癌,阴道炎,子宫肌瘤,子宫内膜炎、癌,功能性子宫出血,月经周期紊乱。

二、老年人的特点

1. 生理、心理特点

(1)形态、体重、身高减少。

(2)骨质疏松和变形性关节症引起的脊柱和关节的变形。

(3)头发、牙齿明显脱落。

(4)皮肤干燥,丧失弹性,色素沉着,血管硬化。

(5)视力、听力、记忆力、对疾病的抵抗力、对环境的适应能力比以前降低。

(6)老年人知觉、注意力下降,对刺激的反应迟钝,容易发生安全问题,在活动中要注意老人的安全,上街穿戴颜色鲜艳的衣服或帽子,过马路应有人陪伴。为老年人介绍新事物时,要尽量简明、通俗易懂,安排学习工作的时间不要太长,活动内容要生动、鲜明,尽可能增加老年人的生活乐趣。

(7)性格改变,表现为保守、固执、急躁、孤僻等。

(8)心理承受能力减弱,以自己为中心,生活热情下降,怠惰,不愿意穿衣打扮,不愿体验新的生活，易产生孤独感，并可引发痴呆、瘫痪。

(9)患病后特别不安，家人的劳累和经济负担使其情绪低落、焦虑，可导致抑郁症的发生。

2. 老年人的记忆特点

他们常能对较远的人、事物、经历、经验、记忆保持得很牢，甚至对一些细节都能作出清晰而富有感情的回忆，但对最近甚至刚发生不久的事情记忆却保持得很差。

3. 老年人的智力特点

智力是认识方面的各种能力，即注意力、记忆力、想象力、思维能力、观察力、实践操作能力和环境适应能力等，是一种整体的、综合的心理能力。智力也会随年老而发生变化，但并非全面减退。

4. 老年人的人格特点

(1)整合良好型：大多数老年人属于这一类型。其特点是有高度的生活满意感，成熟，正视新生活；有良好的认知能力及自我评价能力。根据个体角色活动特点又分为三个亚型。

①重组型：退而不休，继续广泛参加各种社会活动，是最成熟的人格形态。

②集中型：属于不希望完全退休的人格形态，老年人在一定范围内选择参加比较适合的社会活动。

③离退型：人格整合良好，会自愿从工作岗位离退下来，生活满意，但表现出活动水平低，满足于逍遥自在。

(2)防御型：雄心不减当年，刻意追求目标，对衰老完全否认，又分为两个亚型。

①坚持型：继续努力工作和保持高水平的活动，活到老，干到老，乐在其中。

②收缩型：热衷于饮食保养和身体锻炼，以保持自己的躯体外观。

(3)被动依赖型

①寻求援助型：需要从外界寻求援助以帮助其适应老化过程，成功地从他人处

得到心理的支持，维持其生活的满足感。

②冷漠型：与他人没有相互作用的关系，对任何事物都不关心，通常对生活无目标，几乎不从事任何社会活动。

(4) 整合不良型：有明显的心理障碍，需在家庭照料和社会组织帮助下才能生活，是适应老年期生活差的一种人格模式。

5. 老年人患病的特点

(1) 老年人患病常呈一人多种疾病；

(2) 老年人患病时临床表现常不典型；

(3) 老年人患病时病情急、进展快、并发症多；

(4) 老年人患病时容易发生意识障碍；

(5) 老年人患病病程长、疗效差、恢复慢；

(6) 老年人用药容易发生药物不良反应。

三、基本的观察内容

1. 反应能力。
2. 移动。
3. 疼痛或不舒服。
4. 皮肤的观察。
5. 眼睛、鼻子、耳朵和嘴的观察。
6. 呼吸系统。
7. 排泄。
8. 食欲。
9. 每日的活动。

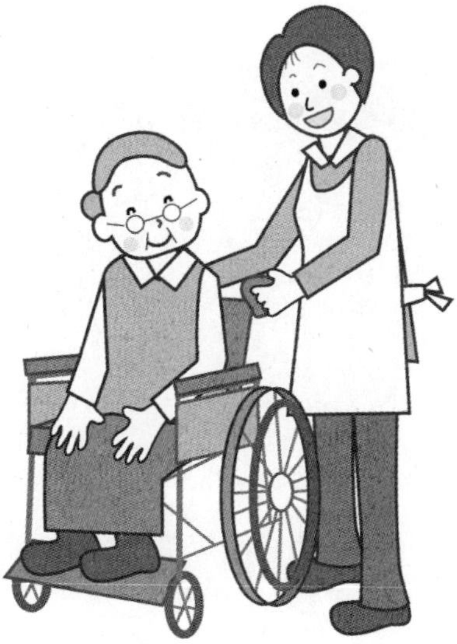

第三章

老年人的日常起居护理

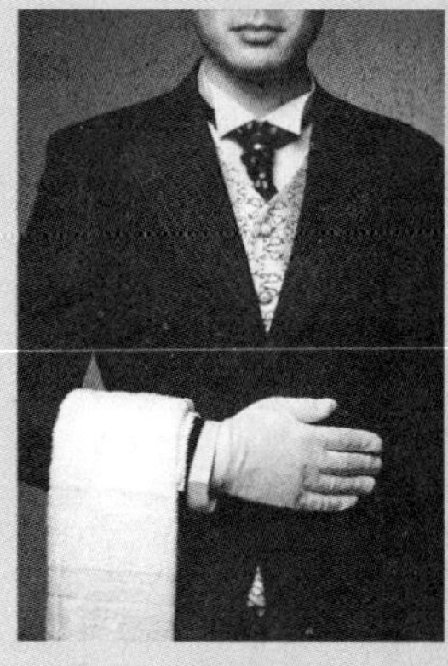

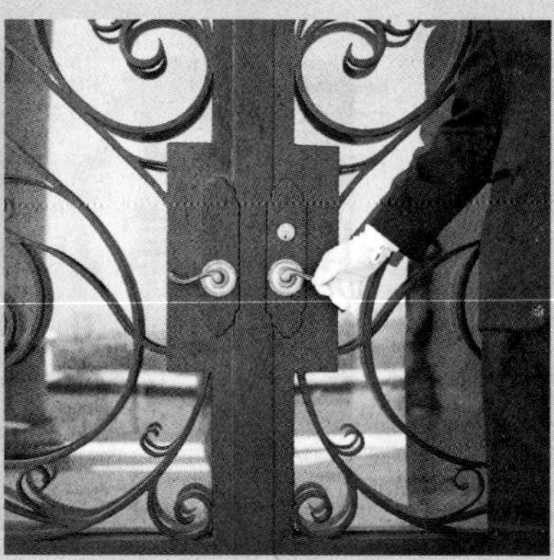

GUANJIA

一、寝具的整理方法

1.准备

(1)养老护理员:着装整洁,洗净双手;

(2)心理:倾听老人对寝具整理的建议;

(3)物品:干净的床单,枕头,枕套;床垫,褥子,床刷,毛毯,被子,被罩,污衣袋,护理车。

2.基本流程

将使用物品按照顺序放到易取的地方

↓

把床周围的障碍物挪开

↓

关上床闸,以防绊倒

↓

床垫放在固定位置,铺上床单

↓

把床单和床垫的中线相对应,展开皱褶

↓

将头部床单塞入床垫下面

↓

把床单的下垂部分塞入床垫下,叠成三角

↓

床尾叠成四角

↓

铺上防水床单,套上枕套

↓

安上床栏杆

(根据室温和老人的要求增减被子)

3.注意事项

(1)褥子和床单等需干燥;

(2)更换床单、被罩时尽可能不抖动灰尘,动作轻而敏捷;

(3)为防止褥疮,床单注意不要形成皱褶;

(4)床单、被罩等按照规定方法折叠;

(5)熟知生物力学,采取节力的姿势。

二、穿脱衣服的护理

1.准备

(1)养老护理员:服装整洁,洗净双手;

(2)心理:边打招呼边进行更衣说明,注意观察老人是否疲惫;

(3)物品:换洗的衣服,毛巾,装脏衣物筐,膝盖盖布,披肩。

2.基本流程

确认身体状态

(是否处于瘫痪状态、麻痹的状态等)

↓

准备换洗的衣服、毛巾和浴巾等

↓

确认健康状况

（若身体出汗需要清洁，应将身体清洗干净之后再进行）

↓

调节室温

（室温保持在 22 ℃左右）

↓

预先温热衣服和护理员的手（冬季时）

↓

拉上窗帘

↓

一边打招呼确认健康状况，一边观察有无异常情况

（若累了，使其躺下休息）

↓

状态的汇报

（若有身体方面的变化，应向家属和医务人员汇报）

↓

收拾更换的衣服进行洗涤

（1）肢体活动有障碍情况下的护理

①坐着更换前开口上衣

脱衣服的程序

解开扣子

↓

把病患一侧的上衣脱到肩膀

↓

把健康一侧的袖子全部脱掉

↓

把病患一侧的袖子全部脱掉

穿衣服的程序

把病患一侧的袖子套上

（事先把袖子聚拢到一起，这样手腕容易通过）

↓

到病患一侧的肩膀为止

↓

套上健康一侧的袖子

↓

整理双肩

↓

扣上扣子，整理下摆

②坐着更换套头上衣

脱衣服的程序

前身拉上来到胸部

↓

后身也尽量向上拉

↓

伸手从腋下向胳膊肘拉

↓

脱掉健康一侧的袖子

↓

脱掉头部

↓

从病患一侧的肩膀向手部脱掉袖子

穿衣服的程序

病患一侧套上袖子

↙　　↘

手抓领子,套上健康一侧的袖子　　套头

↓　　↓

边保护病患侧边套头　　套上健康一侧的袖子

↓　　↓

整理下摆　　整理下摆

③坐着更换裤子

脱裤子的程序

手扶栏杆或桌子等站立

↓

把裤子脱到臀下

↓

坐在椅子上脱掉健康一侧的裤腿

↓

脱掉病患一侧的裤腿

穿裤子的程序

把干净裤子套上病患一侧裤腿

↓

套上健康侧的裤腿

↓

站起身

↓

提起裤子

④躺着更换睡衣(浴袍式)

脱衣的程序

脱下病患侧肩膀处的睡衣

↓

在健康一侧拽到使其变松

↓

手从健康侧的腋下伸入

↙ ↘

脱健康侧肩膀处的睡衣　　使胳膊弯曲拔出胳膊肘

↓

把脱下来的那一侧睡衣卷到身体下面

↓

使健康一侧朝下侧躺

↓

把病患侧的袖子脱下来

穿衣的程序

敏捷地穿上病患一侧的袖子

↓

展开睡衣

（使睡衣腋下的线与病患侧腋下线相吻合）

↓

把睡衣的多余部分卷到健康一侧的身体下面

↓

使其仰面躺

↓

取下脏睡衣

↓

把健康一侧的睡衣拉开，套上袖子

↓

调整领子

↓

在右下侧系上带子

（注意不使其过紧）

↓

把睡衣后背和床单的皱褶展平

↓

整理好枕头

↓

盖上毛毯或被子

⑤躺着更换套头上衣

脱衣的程序

把前身拉到胸部

↓

后身拉到肩膀处

↓

把衣服由肩膀向胳膊方向脱

↓

拔出胳膊肘，抽出胳膊

↙ ↘

上半身稍稍朝向健康一 脱下头部

侧，使病患一侧抬起　（病患一侧的疼痛或麻痹严重时）

↓　↓

把衣服由肩膀向胳膊方向脱　上半身稍稍朝向健康一侧，使病患一侧抬起

↓　↓

拔出胳膊、脱掉袖子　把衣服由肩膀向胳膊方向脱

↓　↓

脱下头部　拔出胳膊、脱掉袖子

穿衣的程序

把清洁的睡衣袖子套上病患一侧的胳膊

↓

袖子挽到腋下

↓

下摆揪上去
（以便顺利穿上）

↓

套上健康一侧的袖子

↓

把两只袖子完全拉到腋下

↓

衣服套过头部

↓

规整下摆

↓

整平后背的皱褶

⑥仰面躺着更换裤子

脱裤子的程序

立起健康一侧的膝盖

↓

抬起腰，把裤子脱到两腿膝盖处

↓

脱掉健康一侧的裤腿

↓

轻轻脱掉病患一侧的裤子

穿裤子的程序

给病患一侧的腿穿上清洁的裤子

↓

健康一侧的腿套上裤腿

↙　↘

立起膝盖　　抬起腰

↓

提上裤子

(2)胸部以下麻痹的更衣护理

①更换上衣

乘轮椅时

关闭轮椅匣

↓

更换上衣

（靠扶手和后背的支撑）

两腿伸出平坐时

靠在墙上

（保持平衡）

↓

自己更换上衣

②更换裤子

脱裤子的程序

左右腰部交替抬起

↓

脱掉臀部

↓

脱掉各侧裤腿

穿裤子的程序

把双腿分别套上清洁的裤子

↙　　　　↘

左右腰交替抬起　　　　向上提起裤子

(3)四肢和身体的关节有障碍的更衣护理

①更换上衣

解开扣子

↓

把衣服的肩膀向胳膊方向拉

↓

脱掉袖子

↓

把脱掉袖子的一侧迅速穿上清洁的衣袖

↙　　　　↘

脱掉另一侧袖子　　　　穿上清洁上衣

②更换裤子

脱裤子的程序

扶着桌子等站立

↓

把裤子向下脱

（在可能的范围内）

↓

协助脱下膝盖以下部位

穿裤子的程序

把清洁裤子的裤腿穿到膝盖处

↓

站起身

↓

提上裤子

3. 注意事项

(1)督促老人独立完成,对无法做到的部分进行帮助;

(2)盖上浴巾减少身体暴露,保护隐私;

(3)穿患脱健。

三、睡眠的照料

1. 睡眠环境的照料

(1)老人睡眠时,要保持安静,不要有噪音(注意门轴、椅子腿、电话铃的声音)。

(2)老人的房间用深色的窗帘遮挡室外的光线,睡眠时关灯使室内的光线暗淡,有利于睡眠。

(3)睡眠姿势以身体不发麻、不疲劳为原则。

(4)保持空气新鲜,睡前通风30~60分钟,冬季室温在18~20 ℃,夏季在28~30 ℃为宜,相对湿度在60%左右。

(5)老人的床不能太软,也不能太硬,且透气性要好。枕头高度适宜,压下后7~8 cm,虚高6~13 cm,木棉、荞麦皮为好。太低容易头部充血,失眠,眼睑水肿;太高容易影响呼吸,韧带紧张,肩胛、背部疼痛。

(6)对夜间有夜尿的老人,床旁准备好便器,如老人习惯去卫生间排尿,注意卫生间和老人经过的地方要有照明灯,地面应平坦、光滑,不要有杂物放置,防止老人夜间起床步态不稳而跌倒受伤。

2. 帮助老人养成良好的睡眠习惯

(1)起床和就寝的时间应有规律,可根据老人的睡眠习惯安排睡眠环境;

(2)如有的老人睡眠习惯不利于健康,也不要强迫其纠正,让老人自己逐渐改变不良的生活习惯;

(3)对痴呆和睡眠紊乱(昼夜颠倒)的老人,应给予特殊照顾使其调整,保证夜间的睡眠;

(4)尽量使老人身体舒适,有利于睡眠;

(5)睡前协助老人清洁口腔,用热水洗脸及会阴部,并用热水泡洗双脚,尤其是老人诉说双脚发凉时;

(6)睡前排空大小便,控制液体摄入量;

(7)设法解除老人的疼痛、气喘、胸闷、瘙痒等不适。

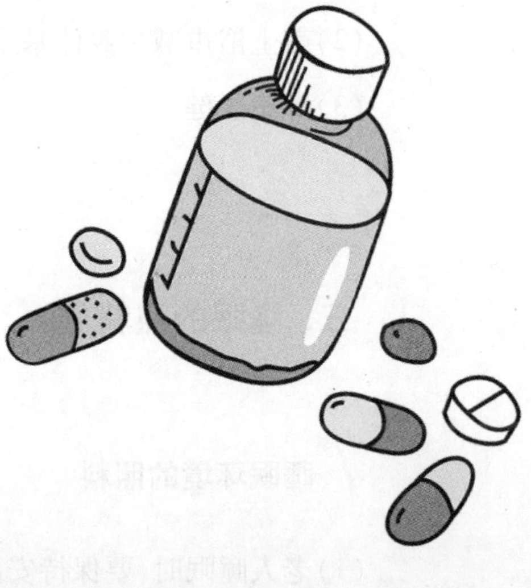

第四章

老年人的饮食护理

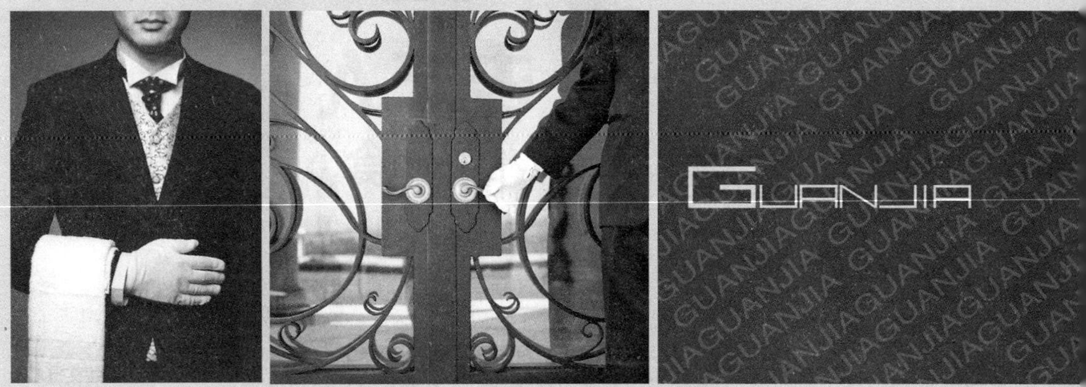
GUANJIA

一、老年人的营养需要

1. 热量

供给热量的营养素主要为碳水化合物、蛋白质和脂肪。一般每日摄入 6 720 ~ 8 400 千焦的热量即可满足需要。

2. 蛋白质

需要供给足量生物效价高的优质蛋白(应占摄取蛋白质总量的 50% 以上)来补充组织蛋白的消耗,如鱼类、豆类、乳类、蛋类、瘦肉等。蛋白质的摄入每日以每千克体重 1.0 ~ 1.2 克为宜。

3. 脂肪

老年人对脂肪的消化能力下降,故脂肪的摄入量不宜过多。脂肪过多会导致发胖、行动不便,对心脑血管和消化系统产生不利影响。人体所需的脂肪,主要从所吃的食物中摄取,有动物脂肪和植物脂肪。老年人脂肪摄入量每日以 50 克为宜。

4. 碳水化合物

老年人的糖类代谢功能下降,空腹血糖容易偏高,如果碳水化合物摄入过多容易肥胖,在体内还会转化为甘油三酯。老年人果糖摄入较为适宜,容易吸收,并能较迅速地转为氨基酸,如蜂蜜及某些糖果、糕点等。对患有糖尿病、冠心病和肥胖的老年人,应限制糖类的摄入。主要的糖类食品,包括大米、小米、高粱、荞麦和甘薯等。

5. 维生素

在体内,维生素大多数不能合成或不能在组织中储存,需依靠食物供给。富含维生素的饮食，可增加机体抵抗力，对防止慢性疾病和延缓衰老有特殊作用，特别是B族维生素还能增加食欲。蔬菜和水果含有较多维生素C和膳食纤维，对老年人有较好的通便作用。维生素A缺少，常患有夜盲症；维生素D缺少，易患骨质疏松症；维生素B_1缺少，常患消化不良和脚气病（维生素B_1缺乏病）；维生素B_2缺少，常患各种口腔炎症。总之，老年人宜多食用富含维生素的食物。

6. 无机盐与微量元素

人体所需的无机盐和微量元素，主要来自食物的供给。老年人易缺钙，尤其是绝经后的女性，骨质疏松及骨折的发生率也增加，含钙较高的食物有奶类及奶制品、豆类及豆制品、干果类如核桃、花生等。老年人铁储备下降，少量失血容易导致贫血。铁摄入不足时，常伴有维生素B_{12}和叶酸的摄入不足，因此，老年病人治疗缺铁性贫血时，应同时补充维生素B_{12}和叶酸。

7. 水分

老年人应保持足够的水分，每日应饮水1 000毫升左右，总量约为2 000毫升为宜。

二、老年人的饮食要求

（1）遵循“早餐要好，午餐要饱，晚餐要少”的原则。做到“三低”，低脂、低盐、低糖，每日盐总量不超过2克为低盐。控制腌制食物的摄入，如腊肠、咸鱼、腐乳等。

（2）食物加工应细、软、松，烹调时宜采取烩、蒸、煮、炖、煨等方式。温度要适宜，不宜多吃过于辛辣刺激的食物。

（3）餐具应清洁，有条件可进行消毒，饭前应洗手。

（4）加工食物时煮熟煮透，防止外熟内生；冷藏食物做到生、熟分开，冷藏的熟食应加热后食用。

（5）少吃油炸食物，不吃烟熏、烧焦、腌制、发霉及腐烂变质的食物。

(6)戒烟酒,适量饮茶。

三、饮食的护理

1. 目的

摄取必要的营养,维持健康,使老人享受既安全又美味的、促进身心健康的饮食生活。

2. 准备

(1)心理:进餐的顺序和快慢要按照本人的意愿和节奏来进行;

(2)物品:围裙、毛巾、勺子、叉子、专用筷子等。

3. 基本流程

饭前排泄

↓

清洗厕所、进行室内换气

↓

清洁餐桌、调节室温、创造优美的进餐环境

↓

准备围裙、毛巾等辅助用具

↓

根据身体情况确定进餐体位

(用餐最适合的姿势是,采取下颚

前倾、背部伸展的坐立姿势)

↓

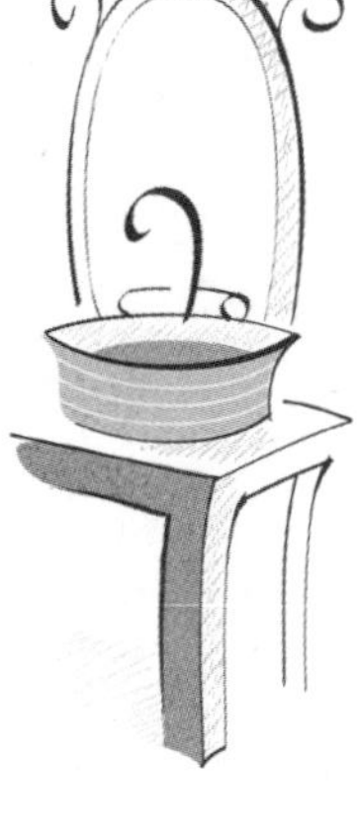

催促饭前服药

↓

护理员穿上适宜进餐护理的衣服后，把手洗干净

↓

为老人洗手

（若发现口中发黏或有异味时劝其漱口）

↓

为老人带上围裙并铺上毛巾

↓

对食谱进行说明

↓

跟本人确认食物是否温度适当

之后，再劝其开始进餐

↓

劝说老人先喝汤润润嗓子

（防止吞咽异物）

↓

为防止吞咽异物，护理员尽

可能在看得到的范围内进行观察

↓

确认有无食欲、摄取食量和种类、饮水量、

饮食状况和疲劳程度，并观察用餐时间

↓

进餐完毕后，进行漱口、

刷牙和清洗假牙等的辅助护理

↓

督促饭后服药

↓

使老人饭后一段时间之内保持同样姿势，

观察其反应（若无异常则可采取本人希望的舒适体位）

↓

清洗围裙、毛巾和碗筷等，并放回原位

↓

在饮食状况中记录用餐时观察到的情况

（发现问题向家属和医务人员汇报）

↓

有关烹调、饮食方法和辅助用具等，

如发现问题应及时反映

（1）卧床不起老人的进餐完全护理

把枕头插到肩膀下面

（为了把头部和上半身抬高，噎呛严重时

把身体扶起倾斜30°，并使其颈部前倾）

↓

背部垫上座垫等保持姿势

（从胃的位置来考虑，右侧朝下最为理想）

↓

为避免弄脏被褥和衣服，应铺上毛巾，

并在下巴下面垫上餐巾等

↓

将食谱进行说明，

并让本人过目和确认

↓

交替使老人食用主食、副食和汤，

尽量使其同时吃完

↓

为使老人明白张嘴时机，在往嘴里送食

物时，尽可能在对方的视线之内进行

↓

筷子和勺子不要碰到牙和牙床

↓

边招呼、边确认食物咽下之后再继续进餐

↓

为让对方明白每种饭菜的味道，

尽量不混在一起喂

↓

中途若出现呛食，则需少许休息之后再继续进食

↓

具备吸力的时候使用吸管，

没有吸力时则使用勺子和鸭嘴壶

（使用勺子和鸭嘴壶时，由嘴角

旁边送到口中则不易呛饮）

↓

进餐完毕后，进行漱口、

刷牙和清洗假牙等的辅助护理，半小时后取平卧位

↓

在饮食状况中记录用餐时观察到的情况

（发现问题向家属和医务人员汇报）

（2）一侧肢体障碍坐立时的进餐护理

饭前排泄

↓

为老人洗手

（若发现口中发黏或有异味时就劝其漱口）

↓

坐在椅子的深部，使桌子和身体之间不留太大间隙，脚部不着地时，要准备垫脚台（若为轮椅，把轮椅的车闸关上，使用轮椅专用桌，台高为用餐适宜高度）

↓

对食谱进行说明

↓

食物从没有麻痹一侧送入口中

（一次送入量要少）

↓

交替使老人食用主食、副食和汤，

尽量使其同时吃完

↓

进餐完毕后，进行漱口、

刷牙和清洗假牙等的辅助护理

在饮食状况中记录用餐时观察到的情况

（发现问题向家属和医务人员汇报）

（3）有视力障碍老人的进餐护理

为老人洗手

（若发现口中发黏或有异味时就劝其漱口）

↓

告知对方之后端上饭菜

↙　　　↘

从斜后方指导老人触摸餐具　将饭菜内容详细加以说明

（以使对方了解食谱）

↓

用手背去感觉热的食物

（注意避免烫伤）

↓

一边招呼一边劝其进餐,本人做不了的部分进行辅助

↓

进餐完毕后,进行漱口、
刷牙和清洗假牙等的辅助护理

↓

在饮食状况中记录用餐时观察到的情况
（发现问题向家属和医务人员汇报）

（4）咀嚼存在问题情况下的饮食护理

做菜时,尽量采取切小、切碎、暗切和软煮等方法

↓

饭前排泄

↓

为老人洗手
（若发现口中发黏或有异味时就劝其漱口）

↓

本人无法食用时,协助切成小块或弄碎

↓

劝说对方细嚼慢咽

↓

交替使老人食用主食、副食和汤,
尽量使其同时吃完

↓

进餐完毕后,进行漱口、
刷牙和清洗假牙等的辅助护理

↓

在饮食状况中记录用餐中观察到的情况

（发现问题向家属和医务人员汇报）

（5）患有痴呆症的饮食护理

饭前排泄

↓

为老人洗手

（若发现口中发黏或有异味时就劝其漱口）

↓

将有易误食危险的食品收拾到够不着的地方

↓

尽量使老人在很有规律的时间内，

在同一地点、使用同一餐具进餐

↓

减少每顿饭的食量、增加进餐次数

（痴呆症患者通常有过食的倾向）

↓

交替使老人食用主食、副食和汤，

尽量使其同时吃完

↓

进餐完毕后，进行漱口、刷牙和清洗假牙等的辅助护理

↓

在饮食状况中记录用餐时观察到的情况

（发现问题向家属和医务人员汇报）

4. 注意事项

（1）进餐时尽量要求老人坐着吃；

（2）每次都按相同的顺序摆放饭菜；

(3)饭菜的温度适宜;

(4)使用辅助用具,鼓励本人自立进餐,增强自理能力;

(5)食欲不振时,要查明原因并采取相应措施。

四、鼻胃管喂食法

1. 准备

(1)养老护理员:着装整洁,洗净双手;

(2)物品:清洁的注食器或注射器(50~100毫升)、温开水、水杯、纱布、血管钳(或夹子)、棉签、干净毛巾、橡胶圈等;

(3)鼻饲的流食:用间接加热的方法将流食加热,其温度为38~40 ℃左右,每次量≤200毫升,间隔时间不少于2小时;

(4)专业营养膳(立适康匀浆膳):是根据需要统一配方而制作的膳食产品,具有多种营养成分,使用时取匀浆膳40克加温开水135毫升(水温为60 ℃左右)调匀鼻饲,也可根据需要选择剂量进行配置(详见使用说明书)。

2. 操作流程

清醒老人在鼻饲前应向老人作好解释,征得同意方可进行鼻饲

↓

将物品携至床边桌上

↓

协助老人呈半卧位(抬高头胸部30°~50°角)

↓

干毛巾围在老人的胸前

↓

打开胃管前端开口处

↓

用注食器抽吸胃液以确定胃管是否在胃内

↓

确定胃管在胃内后抽吸温开水

↓

将温开水 20 毫升左右注入胃内

↓

再抽吸流食缓慢注入胃管内(注射流食的过程中观察老人的反应)

↓

注完流食再抽吸温开水 20 毫升左右注入胃内

↓

取下注食器

↓

将胃管末端反折后用清洁的纱布包裹夹闭

↓

取下老人胸前的干毛巾擦净面颊部,嘱老人安静休息 30 ~ 60 分钟,再恢复平卧位

↓

清水洗净注食器

↓

注食器放置于清洁的地方保存

↓

洗手

↓

记录鼻饲量和老人的反应

3. 注意事项

（1）喂食前必须将老人的头胸部抬高，喂食后保持其体位30～60分钟，再恢复原体位，以免喂食后胃内容物反流发生吸入性呼吸道疾患。

（2）每次准备的流食以一餐为准，鼻饲量每次不可超过200毫升，每日4～5次，两次之间应加喂水。剩余流食不可留到下次使用。喂食时注入的速度应缓慢，以免引起呕吐或老人的不适。

（3）鼻饲药物要研细，并充分溶解后灌入，以防胃管阻塞。

（4）鼻饲的用物必须保持清洁，以防消化道的感染。

（5）喂食中如发现老人的胃液呈深棕色、鼻胃管的位置不正确、或老人有异常情况应停止喂食，报告护士或医生。

（6）长期鼻饲者应每日进行口腔清洁。定期由护士更换胃管，换管时胃管应在晚上鼻饲后拔出，翌晨再由另一侧鼻孔插入。

五、噎食

1. 概念及发生原因

噎食一般是指食物卡在食管第一狭窄处压迫呼吸道，引起呼吸困难，甚至窒息。老年人在吞咽未充分咀嚼的大块食物时，如馒头、蛋糕等食物，通过口、咽部有梗阻感觉，常感到吞咽困难。并且吞咽时间较长，这是属于功能性的吞咽困难。可伴有或不伴有吞咽痛，严重时甚至不能咽下食物。

2. 噎食的表现

咳嗽、呼吸困难、呼吸伴有喘气声。严重时咳嗽无力、面色青紫。当噎食引起呼吸道完全梗阻时，老人不能说话、不能呼吸、面色青紫，严重时意识消失、昏迷，甚至死亡。

3. 噎食的预防措施

(1)进食前要将食物切成小碎块,进食时要细嚼慢咽,不要吃圆形状或黏性物质;食物应去骨、切细或软煮;大粒药丸要磨细后再服;如果太软或太稀的食物会呛咳,可以打成糊状后再进食。

(2)老人常在吞咽未充分咀嚼的大块食物如馒头、蛋糕等物时,发生噎食。有时也会因为假牙不慎脱落或其他异物坠入呼吸道而导致气道阻塞。其表现有:不能说话、咳嗽、呼吸困难、面色青紫,有的老人气道阻塞时则表现为用拇指和其他手指捏住自己的颈部,严重时意识消失、昏迷,甚至死亡。因此要及时对噎食或其他原因导致气道阻塞的老人进行紧急救护。

(3)进食时要坐直,头不要往后仰;不要谈笑或吃得太快、太急、太多;不要同时吞咽流质和固体食物;口中含有食物时,不要走路或游戏,喝水时要用安身杯,头不要往后仰,头稍微往前低垂,如果有呛咳,必须休息片刻再继续进食;进食结束要漱口。

(4)遇到老人发生噎食时,首先排除心脏病发作的可能。判断为呼吸道梗阻时要及时采取救护措施。

六、噎食急救法(异物阻塞气道急救法)

1. 目的

老人在进食中不慎将食物卡在食管第一狭窄处发生吞咽困难、噎食时,应采取紧急措施,以免食物压迫呼吸道而发生呼吸困难。如其他异物阻塞气道,应及时疏通以防止窒息等危及生命的情况发生。

2. 准备

(1)养老护理员:着装整洁;

物品：就地取材。

3. 操作流程

(1)对清醒的老人

救护者站在老人的背后

↓

环抱老人的腰部

↓

一只手握拳将拇指顶住老人肚脐上2厘米处

↓

另一手抱拳自下向上向内用力猛压腹部

↓

反复挤压6～10次

↓

当挤压出的气流将食物(或其他异物)冲出后

↓

用手指撬开老人的嘴

↓

先将舌头从咽喉部向前拉

↓

再用另一只手从口腔颊侧探入咽喉部

↓

取出异物

(2)对昏迷的老人

应立即将老人置于仰卧位

↓

救护者双腿分别跪在老人大腿的外侧

↓

一只手掌根顶住老人的肚脐上 2 厘米处

↓

另一只手重叠放在上面

↓

自下向上向腹内用力猛压

↓

反复挤压 6～10 次，当压出的气流将异物冲出后

↓

用手指撬开老人的嘴

↓

先将舌头从咽喉部向前拉

↓

再用另一只手从口腔颊侧探入咽喉部

↓

取出异物

4. 注意事项

(1)如果此人仍能有力的咳嗽、谈话和呼吸甚至只是喘息，不要阻止他试图自己咳出异物，如果持续咳嗽，就要打急救电话。

(2)打急救电话前要征得家庭成员或管理者的同意，如果仅是部分阻塞，但却通气困难，同完全性气道阻塞一样处理。

(3)判断清醒状态下的成年人或一岁以上的小孩是否窒息，应问“你噎住了吗?”对于不能咳嗽、说话、呼吸及喊“救命”意识不够清楚的人，可以通过辨别他的咳嗽、说话的声音或呼吸来估计。

(4)处理抢救中向前后或左右倒向，说明要窒息，再次拨打急救电话，不要离开

直到救护人员到达。

(5)当婴儿意识清醒、能强烈咳嗽时,将其俯卧于你的前臂上,用手扶住下颌,使其头朝下帮助咳出,用掌跟在背部肩胛骨之间用力向前下方拍5下,反过来头朝下做5次。

(6)实施腹部冲击挤压时,站在窒息者身后并用双手臂环绕此人的腰部。一手握拳,将拳头的一侧置于被抢救者的腹部正中(肚脐眼上方及剑突下方之间),另一只手抓住你的拳头。将肘部离开病人,用快速向上的冲击力挤压被抢救者的腹部。不可向左或右,每次的冲击力必须独立并用力重复腹部冲击挤压动作,直到异物被清除或意识丧失。

(7)肥胖或怀孕的神志清楚的窒息者坐下或站立操作时,拳头置于胸前中段。

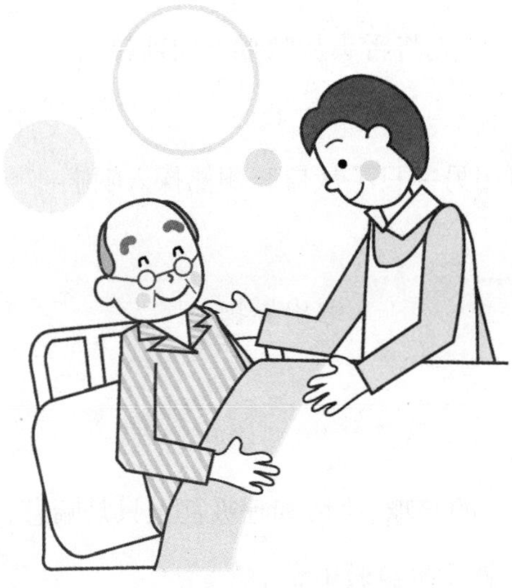

第五章

老年人的清洁护理

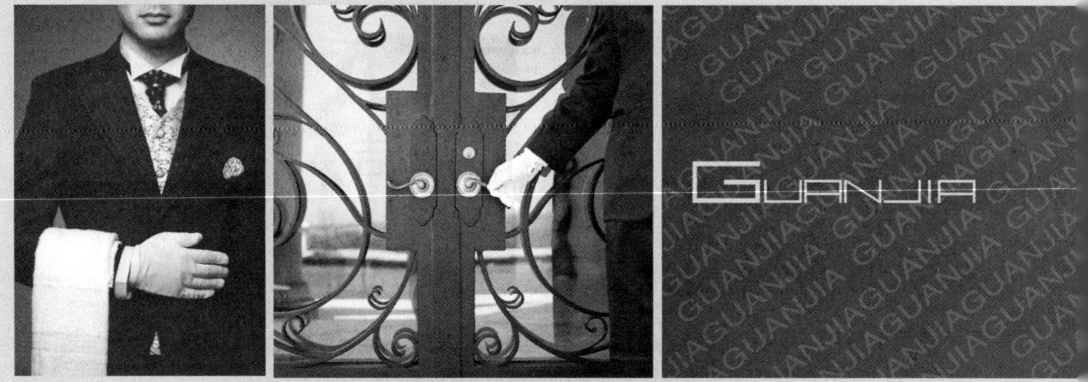
GUANJIA

一、清洁口腔的方法

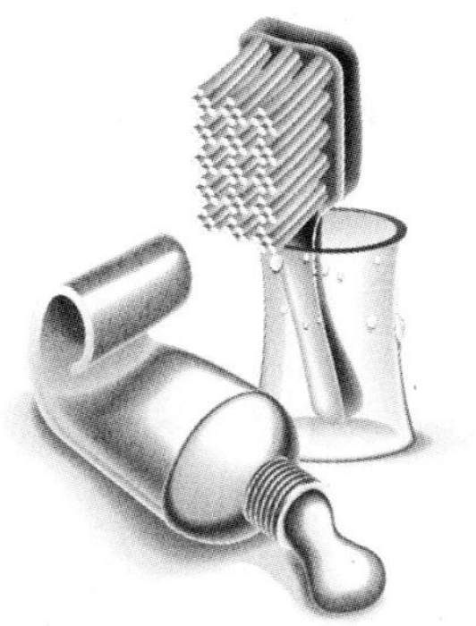

1.刷牙的操作程序

(1)能走动的老人

向老人解释

↓

水杯中盛满2/3清水

↓

牙膏挤在牙刷上,搀扶老人走到漱口池前

↓

递水杯和牙刷

↓

协助老人漱口,刷牙

↓

用毛巾清洁面部

↓

搀扶老人回床(或座椅上)

↓

整理物品

(2)不能走动的老人

向老人解释,水杯中盛满2/3清水

↓

牙膏挤在牙刷上

↓

协助老人坐起,塑料布铺在老人胸前

↓

放上水盆,递上杯和牙刷

↓

协助老人漱口,刷牙

↓

用毛巾清洁面部

↓

撤去用品,根据老人需要采取坐位或其他卧位

↓

倒掉脏水,整理物品

2. 棉棒擦拭法

向老人解释,协助老人取平卧位
(也可以取侧卧位)

↓

头朝向养老护理员,抬高头胸部

↓

毛巾铺在老人颌下胸前,弯盘置于口角旁

↓

用棉棒蘸适量漱口水

↓

按顺序擦拭口唇、牙齿(由内而外纵向擦拭至门齿)、
牙龈、颊部、上颚、舌面、舌下及口腔各部位

↓

撤去弯盘,用毛巾擦干面部水痕

↓

口唇涂润唇油,整理用品

3. 棉球擦拭法

弯盘内盛放数个棉球，倒入漱口水

（以能浸湿棉球为宜）

↓

向老人解释

↓

协助老人侧卧位，面向养老护理员

↓

塑料布与毛巾围在老人枕旁胸前

↓

镊子夹取棉球，湿润口唇

↓

再夹取棉球按顺序擦拭牙齿、牙龈、颊部、上颚、舌面、舌下及口腔各部

↓

撤去弯盘，用毛巾擦干面部水痕

↓

口唇涂润唇油，整理用品

4. 漱口操作程序

向老人解释

↓

协助卧床老人翻身侧卧，面朝养老护理员

↓

将头肩部用枕头稍垫高

↓

颌下、胸前、枕旁铺塑料布

↓

递水杯和吸管，叮嘱老人吸水

↓

撤去吸管，叮嘱老人闭口

↓

鼓动颊部

（漱口液在牙缝中流动，将食物残渣从牙缝及口腔各部位冲洗出来）

↓

口角旁接水盆、吐水

↓

递牙刷，刷牙

↓

用毛巾擦干口角部的水痕

↓

整理物品

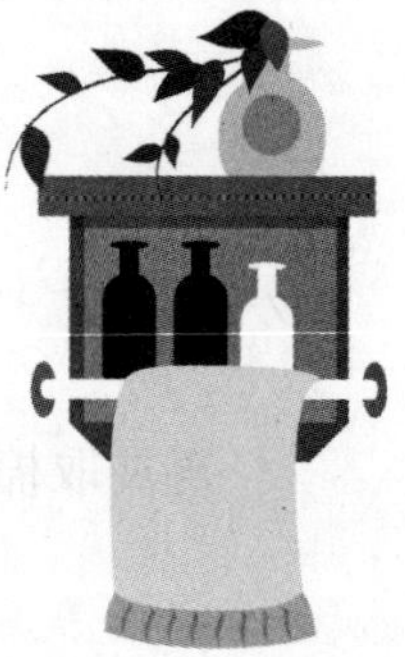

二、假牙清洗法

1. 目的

保持口腔清洁，预防口腔并发症，延长假牙使用寿命。

2. 准备

（1）养老护理员：服装整洁，洗净双手；

（2）物品：水杯、牙刷、纱布。

3. 操作流程

向老人解释

↓

摘取假牙（一般先取上面的假牙，后取下面的假牙，常在晚饭后或老人睡前将假牙取下）

↓

用牙刷蘸洗牙液或直接在流动清水下刷洗

↓

刷洗干净

↓

将假牙浸泡于清洁冷开水杯中

↓

洗手

4. 注意事项

（1）假牙清洁后，不能浸泡于热水或酒精中保存，以免假牙老化变形；

（2）使用假牙应每半年或一年复查一次，以便及时发现问题，及早处理。

三、身体的清洁

1. 准备

（1）心理：考虑老人的害羞心理，应注意保护个人隐私。

（2）物品：香皂、纸尿裤、胶皮手套、塑料布、脏水桶、更换的衣服、浴巾、水壶。

2. 基本流程

(1)擦浴

确认身体状况:以体温 37 ℃以下、脉搏每分钟 60 ~ 80 次为基准

↓

告知并征得本人意见后决定是否擦澡

↓

调节室温(22 ~ 24 ℃左右)

↓

确认水温(55 ℃左右的热水较为适宜)

↓

打招呼进行脱衣

(老人能做到的部分鼓励自己去做)

↓

盖上毛巾被(严守个人隐私)

↓

戴上橡皮手套拧毛巾

↓

确认毛巾温度

↓

在毛巾上涂上香皂

(有皮肤病和受伤的部位不宜使用香皂)

↓

按照图示进行擦澡

↙ ↓ ↘

仰卧 → 侧躺 → 仰卧

↓ ↓ ↓

脸 后背 脚趾

↓ 胸、腹部 ↗ ↓ ↗ ↓

耳 ↑ 腰、臀部 小腿

→头→手指、胳膊 ↓

大腿

↓

阴部

（为了去掉香皂,用湿毛巾擦2～3次）

↓

换上干净衣服

↓

整平衣服和床单

（防止褥疮）

↓

补充水分

↓

休息

①阴部冲洗

准备物品:塑料布、浴巾、纸尿布、毛巾、阴部清洁专用皂、干毛巾、更换衣物等。

在脸盆里盛上热水(比体温稍高)

↓

不拧毛巾冲洗阴部

↓

在毛巾上打香皂

↓

按从前往后的顺序擦洗

（肛门周围要仔细清洗）

↓

换水

↓

不拧毛巾，把阴部冲洗干净

↓

拧干毛巾

↓

擦干阴部

↓

使其身体侧躺

↓

身体下铺上塑料布和浴巾

↓

用干毛巾擦臀部

↓

按摩臀部

↓

换上干净衣服

②使用移动厕所和插入式便器的方法

脱掉裤子和内裤

↓

用热水冲洗阴部（尽量让老人自己洗）

↓

用香皂洗阴部

↓

用热水把香皂冲洗干净

↓

用干毛巾擦干

↓

穿上裤子

③足浴

准备物品:塑料布、浴巾、毛巾、香皂、干毛巾、盛脏水的水桶、指甲刀等。

把脚放到温水里

(充分保暖)

↓

打上香皂

↓

边洗边按摩脚趾间、脚后跟、脚底等部位

↓

放入热水中清洗

↓

更换热水

↓

边按摩边冲掉香皂

↓

泡脚并转动脚腕

↓

上下活动脚

↓

用干毛巾擦干脚及脚趾缝间

(若指甲长的话要进行修剪)

④手浴

准备物品:塑料布、浴巾、毛巾、腕枕、香皂、干毛巾、盛脏水的水桶、指甲刀等。

把手放到热水中

↓

(充分浸泡)

↓

在手指间和手掌上打上香皂

↓

边按摩边洗

↓

在热水中清洗

↓

换 2~3 次热水(充分清洗)

↓

用水壶倒热水冲洗

↓

用干毛巾仔细擦干净

(2)洗发

确认当天的身体情况,告知并征得本人意见后决定是否洗发。

准备物品:枕头或坐垫、浴巾、塑料布、折成扇形的毛巾、耳塞、洗发器、毛巾3~4块等。

调节室温(保持在 22~24 ℃左右)

↓

确认水温(40 ℃左右的热水较为适宜)

↓

撤掉枕头

↓

头向床边靠近,身体倾斜

↓

膝盖下垫上枕头或坐垫

↓

头部周围铺上塑料布和浴巾

↓

肩膀下面垫上枕头,头部悬下来

↓

脖子上围上毛巾

↓

头部下面放上自做的洗发器

↓

把洗发器的顶端放到水桶里面

↓

用棉球作为耳塞

↓

额头放上一块折细的毛巾

↓

用梳子梳头(疏通纠结在一起的头发)

↓

用热水从发梢开始洗

↓

取洗发液搓洗头发

↓

用毛巾擦头发

↓

用热水边浇边涮洗头发

↓

抹上护发素

↓

用热水冲洗掉

↓

去掉额头上的毛巾和耳塞

↓

展开并抽出卷在脖子上的毛巾

↙ ↘

擦掉头发上的水分　包住头发

↓

撤掉洗发器

↓

迅速擦拭脸、脖子和耳朵

（用热毛巾）

↓

吹干头发

↓

梳整发型

①在睡铺上躺着洗发：

在肩膀下放入枕头或坐垫

↓

折叠褥子，使头部下悬

↓

其他同上

②坐在椅子上洗发：

调整适合低头的高度

↓

放上水桶

（也可在厨房洗碗池或洗脸池洗）

↓

脖子上围上毛巾

↓

上面围上塑料布

↓

用棉球作耳塞

↓

其他同上

使用干洗洗发液：

在头部下铺上浴巾

↓

用湿热毛巾把头包起来

↓

按摩并梳头

↓

把干洗洗发液抹到头上

↓

充分揉搓到头皮里

↓

数次反复用湿热毛巾擦去头皮和污垢

↓

用干毛巾充分擦干

↓

用吹风机吹干

（必要时）

↓

用发梳整理发型

（3）梳头：

向老人解释

↓

协助老人坐起

↓

纸巾和毛巾围于老人肩上（卧床老人，可将纸巾和毛巾扑于枕巾上）

↓

长发者将头发松散开

↓

手压住发根

↓

另一手用梳子由发根梳到发梢（卧床的老人可先梳一侧，再梳理另一侧）

↓

将脱落的头发包裹在纸巾中

↓

撤下毛巾

↓

整理衣服，床铺

（4）修剪指（趾）甲：

先用温水浸泡 5～10 分钟（或沐浴后）

↓

在手下(或足下)垫纸巾

↓

修剪指甲(先剪手指甲,圆剪;后剪脚趾甲,平剪)

↓

修剪完毕用纸巾包裹碎屑弃掉

↓

整理床铺

4. 注意事项

(1)督促老人尽量自己去做;

(2)保护隐私;

(3)谈吐、接触方式以及擦澡方法要周到细致;

(4)避免空腹和腹胀时洗澡;

(5)多准备些热水确保随时添加。

四、洗澡的护理

1. 准备

(1)心理:确认疾病状态,及有无需要特别注意的事项;

(2)物品:淋浴椅子、沐浴液、梳子、吹风机、香皂、毛巾、指甲刀、棉棒、换洗的衣服、浴巾。

2. 基本流程

确认老人健康状况

（有无医嘱等注意事项）

↓

排泄完毕

↓

确认浴室安全状况

（如浴室地面是否打滑、护理对

象是否能够安全进入浴室等）

↓

调节室温

（天冷时，浴室要保持在22～25 ℃）

↓

准备更换的衣物和洗浴用具

↓

护理员预备浴室专用制服

（避免护理员因出汗和热水弄湿衣服）

↓

脱衣，进入浴室

↓

确认洗澡水温

（39～40 ℃是合适的温度，夏季

或高血压、心脏病患者则以37～38 ℃为宜）

↓

从脚开始冲洗，以便老人有适应温度的过程

↓

冲洗下半身和阴部

（阴部尽量让本人自己清洗；由护理

员清洗时，应戴上手套用毛巾清洗）

↓

冲洗全身

↓

把毛巾用浴液弄出泡沫

↓

从末端向中心做按摩状清洗

（促进血液循，但避免用力搓洗）

↓

进入浴缸（泡澡 3 ~4 分钟）

↓

出浴缸

↓

洗发

（边洗边按摩，注意防止洗发液和水进入眼睛和耳朵）

↓

用毛巾擦拭干净

（长发用毛巾卷包起来）

↓

清洗面部和身体

（认真用浴液等清洗干净）

↓

再次到浴缸泡澡 1 ~2 分钟

（泡澡次数和顺序可根据气温和身体情况而改变）

↓

出浴缸，粗略地擦身体

↓

在更衣室用浴巾仔细擦干身体

↓

穿衣

↓

用吹风机吹干头发

↓

耳朵里用棉棒擦净

↓

补充水分、休息

↙　　　　↘

清洗整理浴室环境、通风　　　　对更换衣物进行洗涤

↓

观察身体状态,进行记录

(注:洗澡时间为 20 ~ 30 分钟;进入浴缸时间一般为 5 分钟)

(1)老人身体一侧麻痹的情况

①一侧麻痹,移动动作等需要日常护理时

进浴缸时

脱衣服

(老人坐在椅子上)

↙　　　　↘

手从后面搂着老人的另一侧身体　配合其脚步移动

(护理者站在有麻痹的一侧)

↓

确认洗澡水温度

(把水浇在老人健康一侧的脚上)

↓

老人用健康一侧的手清洗阴部

↙　　↘

抓住浴缸的边缘　　坐在盖板上

（保持平衡）

↙　　↘

护理员一手搂着对方身体　　把麻痹一侧的腿护理下放入浴缸

↓

健康一侧的腿稍加护理放入浴缸

↓

撤下盖板

↓

健康一侧手抓着浴缸边缘缓慢使身体下沉

出浴缸时

抓住浴缸边缘缓慢站起来

↓

盖上盖板

↓

让老人坐在盖板上

↓

护理员用一只手牢牢搂住老人身体

（保证其稳定）

↓

使老人抬起健康一侧的腿

（尽可能让老人靠自理）

↓

护理其从浴缸迈出

↙　　↘

护理员用另一只手移动全身　　把病患一侧的腿抬出来

↓

老人双手扶着浴缸边缘

↙　　↘

护理员用手搂着其腹部　　擦洗臀部到膝盖背面部位

②一侧麻痹,需要照看和部分护理时

进浴缸时

老人扶着扶手

(保持全身平衡)

↓

把健康一侧的腿迈入

↓

使麻痹一侧的膝盖弯曲

↓

轻度护理放入浴缸

↓

手扶浴缸边缘缓慢使身体下沉

(以健康一侧的腿为轴心)

出浴缸时

手扶浴缸边缘缓慢站起

↓

护理员搭上盖板

↓

使老人坐在盖板上

(手扶扶手使全身坐稳)

↓

迈出健侧腿

↓

手脚共同用力站起

↓

借助弹力使患侧迈出

（给予轻度护理）

↓

使其坐在浴椅上

↓

由老人清洗前身和患侧

↓

护理者协助清洗健侧和后背

↓

手扶把手站立

↓

护理清洗臀部及两膝下等部位

（2）下半身麻痹的情况

调整浴缸与轮椅高度

（依靠自理移动）

↓

使轮椅靠近更衣室

↓

抬起腿放到地板上

↙　　↘

把轮椅紧贴更衣室　　滑动臀部前移

↓

靠在墙上脱衣

↓

用止血钳夹住导尿袋

↓

用消毒棉擦净接口后拔出

↓

盖上盖子

↓

滑动臀部进入浴室

↓

抓其两腿,使上半身前移

↓

把膝盖以下部位移入浴缸

↙ ↙ ↘ ↘

护理员一手搂后背　另一手抱膝盖　垫脚　抬臀部

↓

使其沉入浴缸

↓

老人手扶浴缸边缘或把手

(保持上半身平衡)

↙ ↘

泡澡　活动两腿关节

↓

在更衣室仰躺擦干身体

↓

用消毒棉擦净接口处

（由本人进行）

↓

恢复连接导尿袋

↓

按摩后背及臀部

↓

躺着穿衣

（3）卧床不起的情况

脱衣

↓

用浴巾盖上身体

↓

移动轮椅至床边

↓

用专用移动吊车软袋将身体包住

↓

移动老人到轮椅上

↓

把轮椅移动到浴缸旁

（盛有 7 分热水的浴缸）

↓

用移动吊车软袋把身体移到浴缸中

（先放脚、再放全身）

↓

使老人头部伸出浴缸

↓

洗头

（如能坐稳的话就坐着进行）

↙　　　↘

头部枕上枕头　　身体泡在水中

↓

清洗身体前面

↓

协助坐起后清洗后背

↙　　↘

放水　　用温水净身

（冲净身体上的浴液和污垢）

↓

在轮椅上铺上毛巾被

↓

用移动吊车软袋把身体移到轮椅上

↓

擦干身体

↓

盖上毛巾被

↓

用移动吊车软袋把身体移到床铺上

↓

穿上衣服

（4）四肢关节有障碍的情况

手扶固定胳膊肘的单杆拐杖走到更衣室

（膝盖关节几乎弯不了的人）

↓

坐在浴椅上脱衣

↓

在浴室放上椅子

↓

移换座位

（若更衣室与浴室之间有阶梯的情况下）

↓

腰部向浴缸方向转动

↓

扶浴缸边缘站起

↓

把浴椅移向浴缸

↓

把两脚放入盛满热水的水桶中保温

（在清洗头发和身体的过程中）

↓

扶浴缸边缘站起

↓

把椅子移到脱衣室

↓

在椅子上铺上浴巾

↓

把老人移至椅子上坐下

4. 注意事项

(1) 保护隐私，不伤害对方的自尊；

(2) 避免空腹及吃饭后立即洗澡；

(3)边打招呼边进行协助；

(4)对于患有类风湿等全身关节障碍的患者，考虑其坐在椅子上的动作不变，应通过擦澡、洗淋浴来保持清洁；

(5)了解老人的身体状态，给予安全感；

(6)再次确认水的温度，防止危险；

(7)洗澡时间不宜过长。

第六章

老年人肺部疾病护理

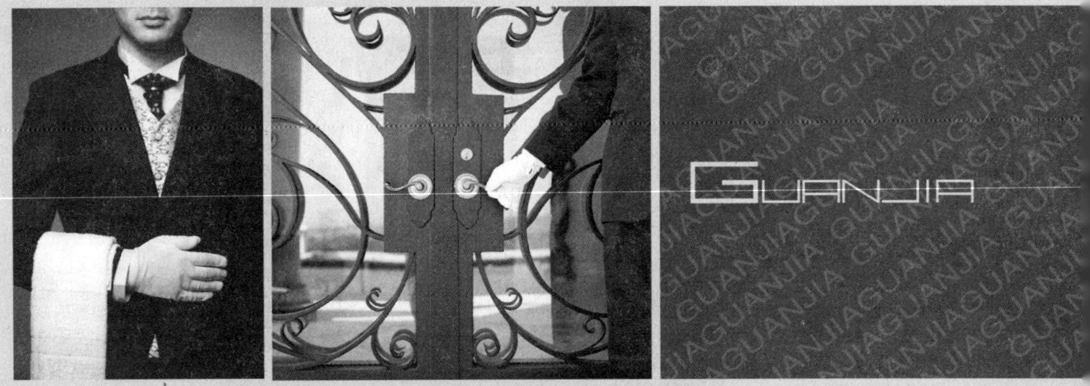
GUANJIA

一、患慢性支气管炎老人的护理

1. 慢性支气管炎的临床表现

以长期反复咳嗽为主要表现，天冷容易引起急性发作，老人常伴有气喘、咳痰。痰为黏液或脓性，痰液量的多少视病情而定。病程长、症状严重者常可引起肺气肿、肺炎及其他并发症。

2. 慢性支气管炎的预防

(1)注意保暖、防止受凉，受凉常是老人发病的主要原因；

(2)在身体健康允许的情况下，坚持锻炼身体，以增强体质与抵抗力；

(3)建议戒烟。

3. 患慢性支气管炎老人的护理

(1)保持室内空气新鲜、洁净，环境温暖、舒适。室温夏季以 28 ~ 30 ℃，冬季以 18 ~ 22 ℃，相对湿度以 50% ~ 60% 为宜。

(2)注意保暖，前胸后背不要受凉。

(3)充足的水分，日饮水量在 1 500 毫升以上。

(4)充足的营养，提供高蛋白、高维生素的饮食，适合老人的口味，少量多餐。

(5)仔细观察老人咳嗽和咳痰的情况，注意痰液的颜色、量，对痰液较多而又无力咳出痰液的老人，需备好吸痰设备，必要时采用吸痰法吸出痰液，对痰液黏稠者应及时报告医生和护士，采用超声雾化吸收法稀释痰液，以利于痰液的排出。咳嗽时将痰液吐在纸上或痰杯中，吐出的痰液要及时清理，痰杯要消毒处理。

(6)对卧床的老人应经常为其翻身并扣背，以促进痰液的排出。

①老人可取侧卧位或坐位，扣背前要将老人身体的支撑点安置妥当。

②照护者先将手五指并拢微弯曲，使手背隆起呈环杯状再叩击老人的背部。

③叩击时先从老人后背部肺底向上叩击至肩下。每次叩击的部位要与上一次的部位重叠 1/3，不可遗漏。叩击一侧后再叩击另一侧，每次叩击次数至少三遍。

④扣背的力度要适宜，过轻不能使痰液顺利排出，过重则会发生损伤。

⑤扣背时要注意位置要准确，不能叩在肾区和脊柱上。

⑥如痰液黏稠不易咳出，可选择雾化吸入、蒸汽吸入等协助咳痰。

(7)呼吸困难的情况

①有呼吸困难症状的老人，不安与恐惧感较强甚至联想到死亡，注意不要留其单独一人，可以边鼓励其不要担心边抚摸其后背；

②呼吸困难、手脚颜色异常时病情较重，应立即与医生取得联系；

③保持舒适的姿势，注意保暖；

④开窗换新鲜空气；

⑤保持室内舒适的温度和湿度。

二、患老年肺炎的老人的护理

老年人肺炎的发病率高，一年四季均可发病，但以冬季较多，其死亡率较高。

1. 老年肺炎的临床表现

老年肺炎临床表现常不典型，其表现有较大差异，可有发热，多为低烧，也有的老人体温正常或低体温，咳嗽、咳痰，痰以白黏痰和黄黏痰为多，少数为铁锈色痰。但有的老人无明显咳嗽、咳痰，以恶心、呕吐、腹痛为主诉，可发生尿频、尿失禁、脱水和精神不振。严重者有呼吸、脉搏加快，嗜睡、意识模糊或烦躁不安、谵妄，低血压及休克等表现。在对老人的照顾中，要注意观察，若发现老人呼吸加快、口唇发绀、脉搏快、感冒迁延不愈、有不易解释的神经、消化系统症状时，应及时报告医生、护士或送医院，不可怠慢，因为老年人肺炎实际病情常要比其表现出的情况严重。

2. 患肺炎老人的照护

(1)患肺炎老人的日常生活照料方法与患慢性支气管炎老人相同；

(2)定时为老人测量体温、脉搏、呼吸、血压，对呼吸困难、口唇绀紫的老人应给予氧气吸入；

(3)患肺炎的老人，医生常会采取注射的方法进行治疗，在治疗中护理人员要做好照顾。

三、电动吸引器吸痰法

1. 目的

有效地吸出呼吸道分泌物，保持呼吸道通畅，使老人感觉舒适。

2. 准备

(1)养老护理员：着装整洁，洗手、戴口罩。

(2)物品：电动吸引器、电插板、治疗盘内置 0.9% 无菌生理盐水、无菌吸痰管(12～14 号、气管插管者用 6 号吸痰管)、无菌盘内置无菌纱布及无菌血管钳，必要时备开口器、压舌板、舌钳等。

3. 操作流程

携用物至老人床旁作解释

↓

了解老人意识及呼吸状态(有无缺氧症状)，痰液黏稠度及痰量，口腔及鼻有无损伤

↓

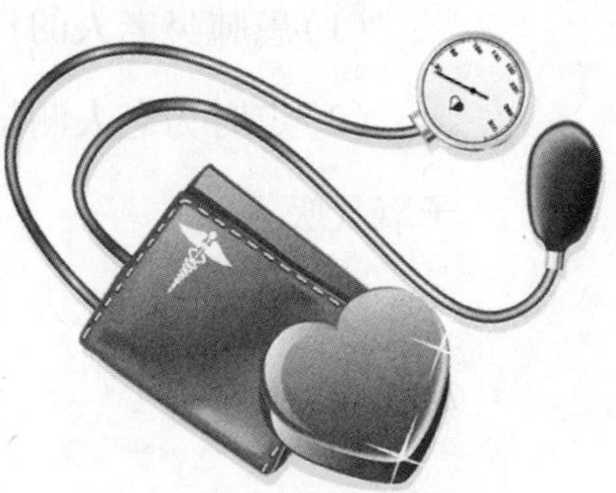

帮助老人安排舒适卧位

↓

接通吸引器电源

↓

打开吸引器开关

↓

调节负压压力(40～53.3千帕)

↓

吸痰管与吸引器导管连接

↓

用导管试吸盐水通畅即可

↓

用压舌板协助老人张口(视情况而定)

↓

脚踏开关吸引器运转

↓

同时手持止血钳夹闭导管,并持导管插入口腔及咽部

↓

开放导管吸引痰液(顺序为:口腔颊部、咽部、气管的分泌物)

↓

左右旋转导管改换吸引方向并逐渐从内向上提出吸引痰液

(动作轻柔以免损伤组织)

↓

退出导管

↓

抽吸盐水冲净导管内痰液

↓

再进入口腔吸引

↓

如此反复直至痰液吸净

↓

退出导管

↓

为老人擦净面部

↓

吸痰完毕关闭电源

↓

整理用物

↓

洗手

吸痰管取下浸泡入消毒剂中 30 分钟

↓

清洗导管

↓

再消毒导管后备用

4. 注意事项

(1)吸痰时动作要轻柔,每次吸痰时间不宜超过 15 秒,防止呼吸道黏膜受损;

(2)如果老人痰稠不易咳出时,需要做超声雾化吸入以稀释痰液,使其有利吸出,并协助扣背排痰;

(3)操作过程中随时擦净面颊部分泌物,观察分泌物的性状、颜色及数量;

(4)操作中注意无菌操作,用物要每日清洁、消毒、更换,每支导管只能用一次,用后及时消毒后备用;吸痰时若无血管钳,可戴无菌手套操作。

四、超声雾化吸入给药法

1.目的

治疗呼吸道炎症，减轻咳嗽；稀化痰液，帮助祛痰；解除支气管痉挛，使气道通畅从而改善通气功能。

2.准备

（1）养老护理员：着装整洁，洗净双手。检查超声雾化吸入性能，并向水槽内加水（加入蒸馏水约250毫升，其液面要浸没雾化罐底部的透声膜），雾化罐内加药液（放入药液并加水至30～50毫升，将罐盖旋紧）再将雾化罐放入水槽内，将水槽盖盖紧。

（2）物品：超声雾化吸入器一套、药液、蒸馏水、纸巾（或老人的干毛巾）、水温计等。

3.操作流程

将准备好的超声雾化吸入器与其他物品携至老人床前，向老人解释操作的目的和方法

↓

待老人同意后接通超声雾化吸入器电源

↓

先开灯丝开关（红色指示灯亮）预热3～5分钟

↓

协助老人采取坐位或侧卧位

↓

给老人颌下、胸前铺纸巾（或铺老人的干毛巾）

↓

打开雾化开关（白色指示灯亮）

↓

药液呈雾状从管内喷出

↓

将面罩放于老人口、鼻上或将“口含嘴”放在老人的口中

↓

根据需要调节雾量的大小(旋转雾量开关调节雾量)

↓

指导老人用口深吸气

↓

吸入 15～20 分钟

↓

治疗结束

↓

先关闭雾化开关

↓

再关闭电源开关

↓

协助老人擦干净面部,恢复舒适体位

↓

整理用物,将口含嘴(或面罩)及螺纹管浸泡在消毒液中 1 小时后清洗干净再消毒后备用

↓

操作后洗净双手

4. 注意事项

(1)操作中要随时注意观察老人的反应,如老人感觉不舒适应停止。

(2)雾化罐底部的透声膜质地薄而脆易碎,操作时动作应轻柔,以防破损。

(3)水槽和雾化罐内切忌加温水或热水。在使用中如水槽内的水温超过60 ℃,应调换冷蒸馏水。换水时要关机进行。

(4)若连续使用,中间需间隔半小时。

(5)每次用毕,应将雾化罐、口含嘴(或面罩)及螺纹管认真消毒,备用。

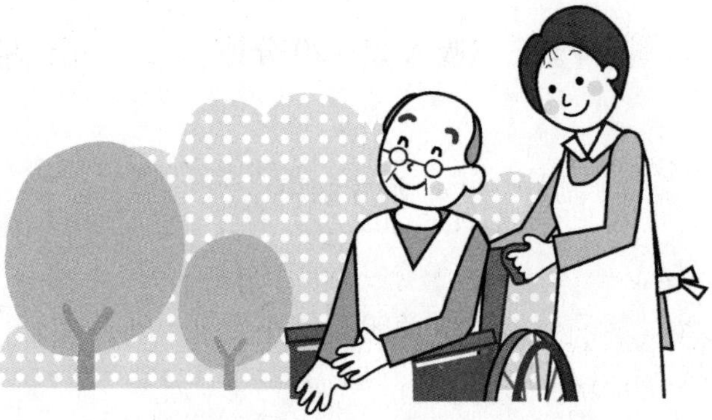

第七章

老年人心脑血管疾病护理

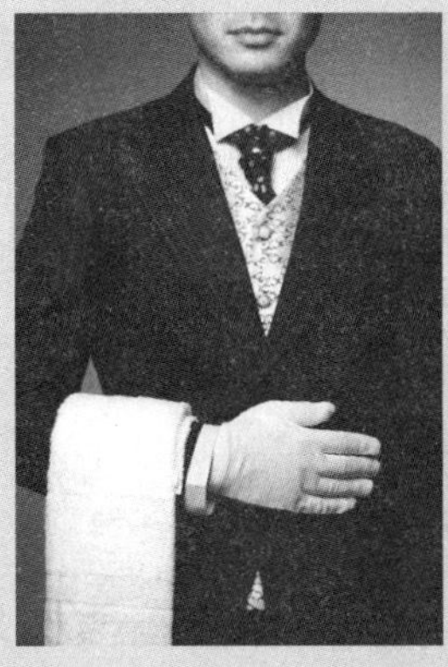

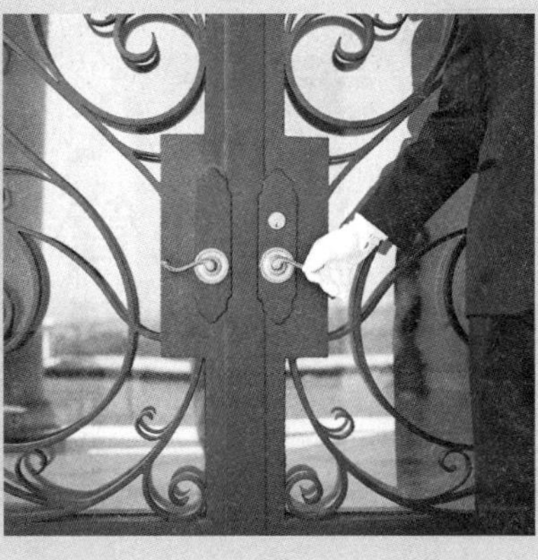

GUANJIA

一、患高血压老人的护理

高血压病是对老年人健康和生命威胁最严重的、也是多发的、最常见的心血管疾病之一，是一种以动脉血压升高为特征并伴有动脉、心脏、肾脏、脑等重要器官病理改变的全身性疾病。

1. 高血压病的发病原因

(1)遗传因素:高血压病有家族遗传倾向;

(2)年龄因素:高血压病的患病率随年龄的增长而增加，血液在血管内流动的阻力也增加，遂引起血压升高;

(3)精神因素:长期的精神紧张及精神创伤与高血压的发病有一定的关系;

(4)饮食因素:长期吃高盐的食物，高血压的发病明显增多，尤其是有遗传倾向的人，更为明显;

(5)高血脂因素:血脂增高，沉积在动脉内壁上，容易发生动脉粥样硬化，导致血压升高;

(6)其他:如吸烟嗜酒，多食肥胖，肾脏疾病、神经系统疾病、内分泌疾病、心血管疾病等均可继发高血压。

2. 高血压病临床表现

高血压病程较慢，初患高血压多无明显自觉症状，或表现为轻度头晕、头痛、头胀，仅在体检时测量血压升高。随着病情的发展自觉症状可逐渐加重，头晕眼花、头痛加重、心悸、耳鸣、失眠、四肢无力，严重时有烦躁不安、恶心、呕吐、视力模糊、四肢麻木等症状。

3. 患高血压病老人的护理

(1)患高血压的老人要注意休息,每天睡眠时间不少于7小时,早睡早起,白天适当的活动,但活动不可过度劳累。

(2)保持情绪的稳定,解除老人的心理压力,消除不良情绪,以维持血压的平稳。

(3)饮食以低盐、低脂肪、低胆固醇、低热量为宜,增加蔬菜、水果等维生素含量丰富的食物及钙、钾等的摄入量,以补充老人因常用抗高血压药物而造成的低血钾状态。

(4)协助老人在医生指导下合理用药。患高血压病的老人应坚持每日服药,不可随意突然自行停药,或改变服用药物的剂量和时间,养老护理师要熟悉老人所服用药物的名称、作用、剂量、用法、时间、不良反应及注意事项,以便协助老人正确地按医嘱进行治疗。对痴呆或精神状态不佳的老人,养老护理师要协助老人管理好药物,以免发生意外。

(5)预防低血压。服药期间因为有些降压药可引起直立性低血压的反应,尤其是老人从坐位或卧位起立时,动作要缓慢,夜间起床大小便时更要注意,如果老人发生头晕、软弱无力、恶心、呕吐等症状,应立即协助老人采取平卧位,抬高下肢,或用两个枕头垫高双下肢,以增加静脉的回心血量。

(6)保持大便的通畅。排便时过于用力可导致血压升高,所以老年人应养成每日大便的习惯,保持大便的通畅,对预防并发症有重要的意义。

(7)预防脑缺血而致的昏厥。如沐浴时水温和室温不易过高,不要长时间站立不动,服药后应避免激烈的运动等。

(8)注意观察高血压老人的病情变化。若老人突然出现头痛、头晕、恶心、呕吐、视力模糊、肢体麻木等情况,说明老人可能发生了高血压的危象,应立即送医院紧急救治。

Ⅰ期:140——159 mmHg

Ⅱ期:160——179 mmHg

Ⅲ期:180 mmHg 以上

理想血压值:80 ~ 120 mmHg

正常血压值:85 ~ 130 mmHg

高血压的危险信号:头疼剧烈、作呕、眩晕(女性多见)、耳鸣、心悸气短、失眠、肢体麻木。

4. 高血压的早期信号

(1)枕后头胀痛;

(2)阵发性眩晕;

(3)胸闷不舒畅;

(4)肢体麻木。

5. 预防方法

注意劳役结合,保持足够的睡眠,参加力所能及的工作、体力劳动和体育锻炼,注意饮食调节,以低盐低动物脂肪饮食为宜,避免吃含胆固醇的食物,肥胖者应适当控制食量和总热量,适当减轻体重,不吸烟。

6. 饮食注意

(1)控制盐分;

(2)每天适当地摄取蛋白质;

(3)避免过食;

(4)增加食物纤维的摄取量。

二、患心脏病老人的护理

心脏病包括风湿性心脏病、先天性心脏病、高血压性心脏病、冠心病、心肌炎等。

1. 心脏病的早期征兆

(1)活动时有心悸、疲劳、气急等不适,有时会产生呼吸困难;

(2)劳累或紧张时突然出现胸骨后疼痛或胸闷压迫感;

(3)左胸部疼痛伴有出汗或疼痛,并放射到肩、手臂及颈部;

(4)出现脉搏过速、过慢、短促或不规则;

(5)熟睡或做恶梦过程中突然惊醒,感到心悸、胸闷、呼吸不畅,需坐起来一会才好转;

(6)饱餐、寒冷、吸烟、看情节紧张的电影或电视时感到心悸、胸闷或胸痛。

2. 心脏病的注意事项

(1)控制体重;

(2)戒烟;

(3)戒酒;

(4)改善生活环境;

(5)避免拥挤;

(6)饮食合理、有规律的生活;

(7)适量运动。

3. 老年冠心病(冠状动脉性心脏病)

冠心病是指给心脏供血的冠状动脉管壁内发生粥样硬化,血管的管腔变窄或闭塞,血流不能畅通或被阻断,导致心肌缺血、缺氧而引起心脏病。心肌血液供应不足而导致的心脏病统称为冠心病。其主要的疾病有心绞痛、心力衰竭、心肌梗死等。

动脉粥样硬化是导致心血管疾病死亡率最高的潜在因素。

(1)冠心病的临床表现

①心绞痛:心绞痛发作时,病人常表现出面色苍白、胸骨或心前区压榨性疼痛,并向颈部、上腹部、左肩或手臂放射,持续时间约几分钟或十几分钟。还会有心率增

加或减慢、心率失常等。老年人往往疼痛的部位与性质不典型，可仅有胸部隐痛、憋气，有的老年人也表现出腹部疼痛或胃痛。因此，如老人诉说胃痛，应给予足够的重视。

症状表现：胸腔中央发生一种压榨性的疼痛，并可迁延至颈、颔、手臂及胃部，还表现出眩晕、气促、出汗、寒颤、恶心及晕厥，严重时可能因为心力衰竭而死亡。

②心肌梗死：心肌梗死是由于心肌严重缺血而引起的部分心肌坏死，病人心肌梗死前多有心绞痛的频繁发作或程度加重，疼痛持续的时间可达数小时或数天。但有的老年人常无明显的胸痛，表现为胃肠功能的紊乱，如上腹部疼痛、恶心、呕吐、腹胀等。当心肌损伤严重、心肌梗死面积广泛时，病人可出现面色苍白、出冷汗、皮肤湿冷、脉搏细速、血压下降、尿量减少、呼吸困难、咳嗽、休克或心力衰竭等表现。由于发病后脑循环出现障碍，不少病人还表现为头晕、烦躁不安、嗜睡、反应迟钝甚至昏迷。

（2）患冠心病老人的护理

①心绞痛发作时的护理

a. 当老人心绞痛发作时，应首先停止所有的活动，立即坐下或躺在床上，安静卧床休息直到疼痛消失为止。切忌不顾疼痛继续活动。

b. 注意保暖，调节适宜的室温，避免穿堂风。

c. 发作时立即舌下含服硝酸甘油，让药物在口腔内完全溶解。有的老人在药物含服时，因药效较强，感觉舌上有烧灼感，头部发胀，有的老人有头痛、面红、心悸等症状。若服药后出现以上表现，应让老人平卧或减少药量，使老人逐渐适应后，这些不良反应就会减轻。

d. 注意观察老人的脉搏、心率、血压，疼痛的性质、持续的时间及药物的疗效。如疼痛的性质发生变化或心绞痛发作频繁，应及时请医生诊治并通知家属。做好去医院治疗的准备。

e. 对体重超重的老年人应鼓励设法减轻体重，如少吃高糖、高胆固醇、高脂肪的食物，多吃高纤维素的食物，此类食物不仅可以预防便秘，也可减少心绞痛的发作次数和严重程度，高纤维素的食物还可以降低血液中的血脂浓度，减少高血压的发生。

平时饮食应少食多餐，不饮浓茶、咖啡，少吃辛辣刺激性过强的食物，每次食量不可过饱，以减少心绞痛的发作。

f. 根据老人的不同情况，协助老人采取不同的运动方式，促进冠状动脉的血液循环，减少心绞痛的发生。

g. 减轻老人的心理压力，经常陪伴老人与其谈心，使老人消除焦虑，并保证有充分的睡眠，减少心绞痛的诱发因素。

h. 对患有心绞痛的老人必须随身携带急救用的药物，养老护理师必须知道急救药物放置的位置，以便老人发病时及时救护。

②患急性心肌梗死老人的护理

急性期心肌梗死的老人应住院进行治疗，在心电监护下渡过危险期。但作为养老护理师应熟悉急性期心肌梗死发病的情况和基础的护理方法，以便及时发现老人的病情变化，使老人能得到及时、有效的急救处理。

a. 急性心肌梗死发生前老人的预兆

老人心绞痛由原来的偶尔或间断发生短期内转变为频繁发作。

胸痛程度加重，且持续时间较前延长，并伴有恶心、呕吐，经含服硝酸甘油片后，疼痛仍不能减轻或消退，应想到可能发生心肌梗死，并立即请专业医生、护士进行急救。

b. 患急性心肌梗死老人的急救护理

（Ⅰ）绝对卧床休息：老人突然发生心肌梗死时应立即协助老人平卧或坐下休息，保持绝对安静，避免不必要的搬动，立即请专业医生和护士进行诊疗。老人卧床期间应尽量给予生活上的照顾，以减少老人不必要的活动。立即帮助老人拿出硝酸甘油片（或速效救心丸）放于老人的舌下含服。

（Ⅱ）有条件者要给予老人氧气吸入。

（Ⅲ）保持大小便的通畅。

（Ⅳ）宜吃清淡的流质饮食，如果汁、稀粥等。48 小时后根据医嘱给予少量软质饮食。应保证老人有充足的睡眠。

c. 心肌梗死恢复期的护理

心肌梗死的老人无论住院还是在养老机构或家庭康复，都要按恢复期护理的原则进行护理。在卧床第二周可以开始逐步活动，活动的量、时间、强度逐渐加大。活动时注意气温的变化，并严格按康复运动计划进行活动，随时观察老人活动后的反应，以便调整运动计划，促进老人康复。

4. 心肌梗塞

心肌梗塞是指在冠状动脉病变的基础上，冠状动脉的血液中断，使相应的心肌出现严重而持久地急性缺血，最终导致心肌的缺血性坏死。

（1）心肌梗塞的原因：多数是冠状动脉粥样硬化斑块或在此基础上血栓形成，造成血管管腔堵塞所致。而情绪上的危机、营养过剩的饮食、运动过度及举重等因素也可能诱发潜在的病源。

（2）应急措施：如果出现心肌梗塞的先兆症状，千万不要惊慌，首先病人应立刻卧床，保持安静，避免精神过度紧张，舌下含服硝酸甘油，或立即请医生上门，就地诊治。同时做好送往医院的准备，交通工具必须平稳舒适。病人应避免走动，情况相对稳定时以担架运送。运送途中可持续或间断使用硝酸甘油等扩冠药。症状严重、心电图变化时按心肌梗塞处理。梗塞先兆得到及时处理的病人，有的可免于急性心肌梗塞，有的即使发生心肌梗塞，梗塞范围也较小，症状较轻，并发症少，易于康复，存活率明显提高。

三、患脑中风老人的护理

脑卒中俗称中风，也称脑血管意外，以突然出现意识障碍和肢体瘫痪为最常见。脑血管意外可分为缺血性和出血性两类。缺血性脑血管意外有脑梗死、短暂性脑缺血发作等；出血性脑血管意外有脑出血，老年人的常见病。常会伴有偏瘫、失语等后遗症，需要接受长时间的康复治疗，因此做好此时的护理尤为关键。应给老人创造一个安静、舒适的环境，保证休息和睡眠。

1. 脑梗死(脑血栓形成和脑栓塞)

脑梗死是由于供应脑部血液的动脉发生粥样硬化,导致血管变窄、闭塞,血液循环受阻,血流减慢,形成血栓,造成急性脑缺血和脑组织坏死。脑梗死是一种常见的多发病,其梗死可因血栓或动脉粥样硬化碎斑块脱落栓子或脂肪栓、气栓等阻塞脑动脉血管,其发病率在脑血管疾病中居首位,尤其是患有高血压和动脉硬化者。脑梗死的临床表现:病人发病初期多有头痛、眩晕、一过性失语、肢体麻木、一侧肢体无力等症状,起病缓慢,常在睡眠或安静时发生,由栓子所致者,多无前驱症状、发病急,可在数分钟内发展至高峰。严重时表现为头痛、恶心、呕吐、病灶的对侧肢体偏瘫、吞咽困难、失语、视力障碍、口角歪斜,一般多无意识障碍,起病后几天内病情逐渐稳定,三周后由于脑水肿消退和侧肢循环建立,脑部供血改善,病情减轻,少数病人可因病灶范围扩大,脑水肿加重而病情逐渐恶化。

2. 短暂性脑缺血发作

短暂性脑缺血发作是指由暂时性脑血液循环障碍引起的一过性、反复发作的局灶性神经病变。其症状与体征在24小时内消失,脑血管痉挛、心功能障碍、血压过低、高血压病人服用降压药不当等,均可引起短暂性脑缺血发作。临床表现:突然发生局限性脑缺血的表现,由于脑缺血的部位不同,病人的表现不同,有的病人表现为眩晕、恶心、呕吐、复视、吞咽困难、唇舌麻木等。症状与体征为反复短时发作,少则1~2次,多则数次。每次持续时间一般为数分钟至一小时。短暂性脑缺血发作虽然预后较好,但首次发生后很容易发生脑梗死,一旦确诊为短暂性脑缺血发作,就应查明发病的原因,以便能积极有效地治疗原发病,尤其是老年人,由于脑动脉硬化随年龄的增长而逐渐加剧,脑对缺血的耐受性日渐衰退,所以更要注意预防短暂性脑缺血发作的发生。

3. 脑出血

脑出血又称脑溢血,是指非外伤性脑内出血,脑出血是一种急性、严重的脑血管意外，其预后差，死亡率高，最常见的原因是高血压和动脉粥样硬化，其次是颅内动脉瘤和血管畸形、脑动脉炎、血液病等。多发生在老人清醒活动时，情绪激动或使劲用力等导致血压突然升高为常见诱发因素。由于脑出血发病突然，而且紧急，必须进行及时、有效的抢救，以挽救老年人的生命，并尽可能地减少后遗症。因此，养老护理师要了解其有关知识，以便对老年人进行科学的照顾。临床表现：老年人突然感觉头晕、头痛、呕吐，随即出现语音不清、跌倒等，继而出现意识模糊、嗜睡或昏迷等意识障碍。血压升高，可达200/120毫米汞柱以上。

(1)脑出血的预防

①早期发现和预防高血压病，对于老年人应经常测量血压；

②生活有规律，活动时应避免突然的体位改变；

③饮食以清淡、低脂肪、低盐、高膳食纤维为宜；

④保持大便通畅；

⑤对有高血压的老人，一定要坚持服用降压药，长期治疗，不可随意停服或改变剂量，以免导致血压的波动；

⑥戒除烟酒；

⑦对患有高血压的老人，应注意观察病情，一旦发现头晕、头痛、恶心、呕吐、手足麻木无力等症状，应及时请医生诊治。

(2)肢体功能障碍的护理原则

①预防摔倒，将床护栏升起，床要处于低位，紧急呼叫信号开关要放在老人可触及的地方，如果老人不能使用紧急呼叫信号，要经常查看老人；

②预防烫伤，要经常检查洗澡水、热的设备和食物的温度；

③至少每2小时翻转和重新设定老人身体姿势；

④提供皮肤护理，实施必要的措施来预防压疮的出现；

⑤使老人处于良好的身体姿势，使用枕头、护脚板等用具支持老人的身体；

⑥实施大小便训练；

⑦实施肢体的运动，保持肌肉的功能，防止肌肉萎缩，支持其他的身体活动；

⑧满足食物和饮水的需要，提供自我支持的工具，如有必要给喂食；

⑨侧躺的姿势便于呼吸；

⑩鼓励咳嗽和深呼吸；

⑪长袜可以预防腿部血栓；

⑫鼓励老人尽可能自我运动；

⑬要与老人建立一个交流方法，说话要慢，要给老人一个反应时间；

⑭给予精神的支持和鼓励，给予称赞，哪怕微小进步。

四、腋温测量法

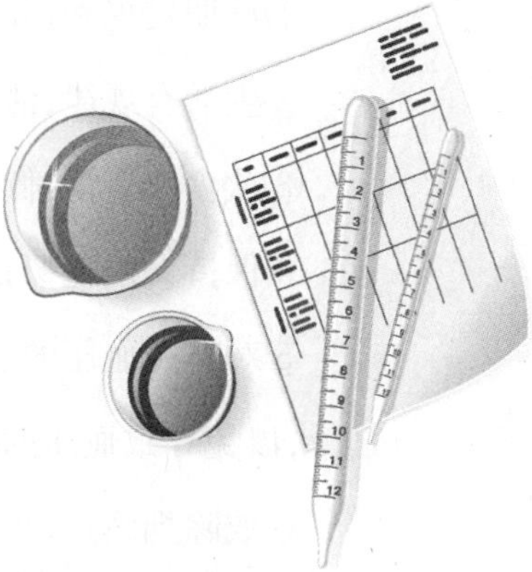

1. 目的

观察老人体温情况。

2. 准备

(1)养老护理员:着装整洁，洗净双手。

(2)物品:体温计甩至 35 ℃以下，必要时准备润滑剂、卫生纸。

3. 操作流程

向老人解释测量体温的方法，并征得老人同意

↓

协助老人解开衣扣

↓

擦干腋下汗液

↓

将体温计水银端放入老人的腋窝深处，并紧贴皮肤

↓

协助老人屈臂夹紧(不能自理的老人应床边扶持)

↓

为老人盖好被子

↓

10 分钟后取出体温计查看数值

↓

帮老人系好衣扣,整理衣服和盖被

↓

将体温计浸泡于盛有消毒剂的容器中

↓

洗手、记录体温数值

4. 注意事项

(1)测量前要先向老人解释清楚,以便配合。

(2)对精神异常、昏迷、口鼻腔手术或呼吸困难及不能合作的老人,均不宜采取口腔测温,刚进食或面颊冷、热敷后,应间隔 30 分钟后方可测量。

(3)测量体温时注意老人的安全,为不能自理的老人测量时,应在床边扶持体温计,以防发生意外。

(4)对不能自理的老人测量体温时,应在床边扶持体温计,以防发生意外。并及时盖好衣被,以便保暖。

(5)测量体温时体温计必须紧贴老人腋窝的皮肤,如老人身边有热水袋,应先将热水袋拿出 30 分钟后,方可测量体温,以便保证体温测量的准确性。

(6)查看体温表计刻度时,右手拿体温计玻璃端与眼睛平视,食指与拇指轻轻转动体温计进行查看,及时记录。

(7)体温计如为老人自用,每次用后清洁擦洗干净,甩至 35 ℃以下保存,甩表时用腕部力量,不可触及它物,以免撞碎。

(8)体温计使用后须进行消毒。方法是:浸泡于消毒剂中 30 分钟后取出,将体温计甩至 35 ℃以下,放于清洁的容器内待干备用。

五、脉搏、呼吸测量法

1. 目的

观察老人脉搏、呼吸的情况。

2. 准备

(1)养老护理员:着装整洁,洗净双手。

(2)物品:带秒针的表、记录单、笔。

3. 操作流程

(1)测脉搏

携物至老人床旁

↓

向老人解释后协助老人将手臂放置在舒适位置,手掌向下

↓

将食、中、无名指的指端按压在老人的桡动脉上测量

(指端按压桡动脉的压力大小,以能清楚地触及脉搏为宜)

↓

看表的秒针计数 30 秒(异常脉搏测量 1 分钟)

↓

所测数值乘 2,然后记录数值

↓

洗手

(2)测呼吸

测量脉搏后手仍按在老人手腕上

↓

观察老人胸部和腹部的起伏

↓

计数 30 秒(一呼一吸为 1 次,异常呼吸测量 1 分钟)

↓

所测数值乘 2,然后记录数值

↓

洗手

4. 注意事项

(1)不可用拇指测量脉搏,以免拇指小动脉的搏动与老人的脉搏相混淆;

(2)为偏瘫的老人测量脉搏时,应选择健侧的肢体;

(3)测量前必须确认桡动脉的位置(腕关节内拇指一侧)再测量;

(4)测量呼吸频率的同时,注意观察呼吸的深度和节律有无异常;

(5)当老人呼吸微弱不易观察时,可用少许棉花置于老人鼻孔前,观察棉花纤维被吹动的次数,计数 1 分钟。

六、上肢血压测量法

1. 目的

观察老人血压变化的情况。

2. 准备

(1)养老护理员准备:着装整洁,洗净双手,检查血压计是否完好。

(2)物品:血压计、听诊器、记录单、笔等。

3. 操作流程

携物至床旁

↓

向老人解释后协助老人取舒适体位(坐位或仰卧位)

↓

选择被测量的肢体(偏瘫老人选择健侧上臂测量)

↓

置老人身体成测量体位

(即被测量的肢体肱动脉与心脏处于同一水平位置,

卧位时平腋中线,坐位时平第四肋软骨)

↓

协助老人宽松衣袖,暴露上臂使手掌向上肘部伸直

↓

打开血压计开关,驱尽袖带内空气

↓

将袖带平整无褶的缠于上臂中部,袖带下缘距肘窝2~3厘米,

袖带松紧以能放入一指为宜

↓

戴好听诊器

↓

用手触及到肱动脉搏动后,一手持听诊器的胸件

放置于肱动脉搏动处,稍加压固定(胸件不可塞在袖带下)

↓

另一手关闭气门并向袖带内充气至所需高度

（打气平稳，其高度以动脉音消失后升高 20 ~ 30 mmHg 为宜），

同时听到动脉的搏动音，让并双眼

平视水银柱所指的刻度，准备读取数值

↓

听到第一声搏动音时所指的刻度数值为收缩压

↓

继续放气当听到声音突然变弱或消失，此时水银柱所在的刻度值为舒张压

↓

测量完毕取下袖带，排尽余气

↓

协助老人穿好衣袖恢复原来舒适的体位

↓

整理袖带放入盒内

↓

将血压计盒盖向右倾斜 45°角（使水银回流入槽内）

↓

关闭水银槽开关

盖好血压计盒

↓

放回原处

↓

洗手

↓

记录（记录方法为收缩压/舒张压 mmHg）

4. 注意事项

(1)测量时若老人刚结束活动,应先休息20分钟后再测量。

(2)测量血压时老人的体位要舒适,情绪稳定。

(3)对需要观察血压变化的老人,测量血压应做到定时间、定部位、定体位、定血压计。

(4)血压袖带的宽窄、松紧都会影响血压的准确性,因此要注意规范操作。

(5)如所测血压异常或动脉搏动音听不清时,应重复测量。先将袖带内气体驱尽,使水银柱降至"0"点,稍停片刻再测量,一般测量2~3次,取其最低值。

七、心跳、呼吸骤停时的心肺复苏

1. 基本概念

(1)心肺复苏:是针对心跳、呼吸停止所采取的心脏按压或其他方法,用暂时的人工循环恢复心跳和血液循环,用人工呼吸代替自主呼吸并恢复自主呼吸,以达到苏醒和挽救生命的目的。

(2)基本生命支持:又称徒手心肺复苏,在心跳和呼吸突然停止之后,人的脑细胞于四分钟后开始死亡,十分钟内脑细胞死亡不可恢复。

2. 呼吸、心搏停止的判断

(1)意识:轻摇或轻拍并大声呼叫老年人,无反应,再按人中,如仍无反应,为意识丧失。

(2)呼吸:应在保持气道开放的情况下进行判断。可通过听有无呼气声或用面颊部靠近老年人的口鼻部感觉有无气体逸出,观察老年人胸腹部有无起伏。如无气体逸出和胸腹部无起伏,说明呼吸停止。

(3)循环体征:检查脉搏常选用颈动脉。检查颈动脉方法是用食指、中指指端先触及气管正中,男性可先触及喉结,然后滑至颈外侧气管与肌群之间的沟内,触摸有无搏动,触摸脉搏时间一般不超过 10 秒。

3. 老年人的准备

(1)使老年人仰卧于硬板床或地上,去枕,头后仰。

(2)摆好体位,解开老年人的领扣、领带及腰带等束缚物。

4. 开放气道

(1)救护的方法是:首先松开老人领口及腰带,用手清除口腔、鼻腔中的痰液及分泌物,便于实施人工呼吸。这是抢救老人意识消失和呼吸停止的首要措施。

(2)解除舌下坠开放气道:救护者的一只手放于老人颈后,向上托并使其颈过伸,另一只手按压前额,使头尽量向后仰;使老人的舌根被上提,以达到上呼吸道完全伸直开放,使呼吸道通畅。

5. 人工呼吸法(口对口人工呼吸)

(1)当打开气道仍无呼吸时,立即实行人工呼吸。

(2)在保持头部后仰的情况下,抢救者一只手将老人鼻孔捏住,一手托下颌并将老人口唇撑开,救护者呼吸一口气后紧贴老人的口部用力吹气,看到老人胸廓抬起方为有效。

(3)然后开放鼻孔,可感觉到有气流声,表明吹入肺内的气体自然排出。

(4)第一次连续吹气 2 ~ 4 次,然后每分钟均匀地吹气 16 ~ 20 次。照此反复进行。当观察到老人的胸廓升起,老人口鼻有气呼出时,则表明人工呼气有效。

(5)其他方法介绍

①口对鼻人工呼吸:用仰头抬颏法保持气道通畅,一手将老年人口唇闭紧,深吸气后,双唇包住老年人鼻部同上法吹气,吹气时间要长,用劲要大。

②口对口鼻人工呼吸抢救者双唇包住老年人口鼻吹气,吹气时间要短,用劲要

小，有条件时，使用面罩通气或气管插管人工呼吸。

6. 胸外心脏按压术

此方法是在胸壁外面按压心脏，用人工的方法建立血液循环，保持身体重要脏器的血液供应，以维持人体生命。

（1）首先使老人仰卧在硬板床上，在胸部的正中间摸到胸骨（一块狭长的骨头即是）。

（2）急救者把双手掌根叠压放在老人胸骨的下段，并要两肘伸直，用体重和臂力向下垂直挤压，使得胸骨下陷3～4厘米（或4～5厘米）后抬起，手掌根部不要离开胸壁的皮肤。

（3）如此反复按压、放松，有节律的进行，每分钟60～80次，到心脏恢复跳动为止。在胸外心脏按压术中，胸外按压要与人工呼吸配合。如果单人急救时，每分钟按压15次，人工呼气2次；如果双人急救每分钟按压4～5次，人工呼气1次（现国内规定无论是单人还是双人操作，均为15∶2）。

7. 在心肺复苏过程中的注意事项

（1）人工呼吸吹气时不要漏气。

（2）心脏按压时位置选择要准确，按压时两肘要始终保持伸直，确保按压力垂直作用于老年人胸骨部。

（3）用力要适当，按压力量根据体形大小增加或减少，按压力量过重易造成损伤，过轻起不到应有作用，而且不能中断。

（4）双人按压时要配合默契。操作途中换人应在心脏按压、吹气间隙进行，抢救中断时间不能超过7秒。

（5）在胸外按压时，要随时注意老人的变化，如若能触摸到大动脉的搏动（颈动脉或股动脉）或老人面色由苍白、青紫转为红润，四肢有活动，即表明是心肺复苏的有效指征。

（6）定位：按压部位是胸骨下半段，定位方法有两种。

①先以一手中指沿病人一侧胸廓下部肋缘向上摸到剑突肋，食指并拢中指；另一手掌根部沿胸骨下滑到食指，该手掌中心部分应该是胸骨下1/2段的中点。

②两乳间的胸骨上也应是胸骨下1/2段的中点。

八、心肺复苏法(CRP)

1.目的

使心跳骤停的老人恢复心跳、呼吸，生命得以维持，并无神经系统后遗症。

2.准备

(1)养老护理员：着装整洁。

(2)物品：木板、纱布或纸巾等。

3.操作流程

当发现老人突然摔倒或无意识时，首先呼叫老人
(以确认老人是否意识丧失，呼叫同时查看老人有无外伤)

↓

立即将老人仰卧在地上或床上
(若老人为俯卧位时，立即翻身平卧，如为软床应垫硬板于背部)

↓

解开老人衣领、腰带，暴露前胸

↓

清除老人口鼻中的异物和呕吐物(如有假牙应先取出)

↓

将头侧向老人胸部，将耳朵贴近老人口鼻处，听、感觉有无呼吸，
同时观察胸部有无起伏(以确认老人有无呼吸)

↓

若老人无呼吸、无意识，立即大声呼救寻求帮助

↓

用手指从喉结处（气管正中部）向一侧滑动 2～3 厘米至胸锁乳突
前缘凹陷处，触摸一侧颈动脉，触摸时间为 5～10 秒（以确认老人有无颈动脉的搏动）

↓

无呼吸、无意识、无脉搏时立即开放气道

（1）开放气道

一只手放在患者前额，用手掌把额头用力向后推，使头部向后仰，
另一只手的手指放在下颌骨处，向上抬颌，使老人的下颌角与耳垂尖的连线与
地面垂直以打开气道（注意有颈椎骨折者不宜使用）

↓

人工吹气

（2）人工吹气（人工呼吸）

打开老人口腔，救护者深吸气后，用嘴将老人口腔包住，将气体
吹入老人口腔，吹气同时捏紧老人鼻孔，连续吹气两次

↓

行胸外心脏按压

（3）胸外心脏按压

将右手中指扣在胸骨上窝向左侧 90°角旋转处（胸外心脏按压定位）

↓

左手压在右手上，手指翘起，两手掌根压在胸骨上
（掌根长轴与胸骨长轴平行、一致，不可偏离一侧），肘关节伸直，上肢伸直，双肩正对
双手，垂直向下按压胸骨，按压力量适度（胸骨下陷 4～5 厘米）

↓

放松按压、再按压，如此反复（每次按压后再放松，
使胸骨恢复到按压前的位置，放松时双手不离开胸壁）

↓

按压频率为100次/分钟,按压与放松比例相等,按压/通气比例为30∶2
(按压30次,吹气2次)

若使用简易呼吸器时,可将简易呼吸器放置病人口鼻处,一手压住面罩,另一手挤压球囊,并观察胸廓是否起伏,如有充足氧气供应,潮气量可给予400~600毫升(单手挤压),送气1~2秒以上,频率12次/分钟。如果没有供氧,则应给以潮气量700~1 000毫升(双手挤压)2秒以上,且使胸部有效上抬。

4.注意事项

(1)急救时复苏者一般应站或跪于患者的右侧,以便实施急救。

(2)胸外按压的定位。可选择以下方法之一:

①术者将手中指扣在胸骨上窝向左侧90°角旋转处;

②右手中、食指并拢,指尖沿右侧肋弓下缘上移至胸骨下切迹处(在两侧肋弓交点处),中指定位于胸骨下切迹(不含剑突),食指仅靠中指,左手的掌跟紧靠右手食指,放于病人胸骨上定位;

③两乳头连线的中央(乳房变形者除外);

(3)胸外按压时急救者双臂要绷直,双肩在老人胸骨上方正中,两肘关节不可弯曲,用臂力和上身重量下压。按压应平稳、规律、不间断,按压到最低点时,应有明显的停顿。

(4)口对口人工吹气时,必须将老人的口腔包住,以免漏气导致吹气无效。吹气时注意观察老人胸廓有无抬起,胸廓上抬则表明吹气有效。若使用简易呼吸器,每次吹气量以500~600毫升为宜。

(5)要做到持续、不受干扰的胸外按压,若停止检查脉搏时,应在人工吹气和胸外按压5个循环或2分钟后进行,但时间不要超过10秒。

(6)判断心肺复苏有效指征:可触及大动脉搏动、紫绀消失、肤色转红、瞳孔由大变小、收缩压大于60 mmHg。

(7)复苏终止的指征:老人恢复呼吸、心跳;有专业人员接替急救工作;复苏30分钟以上仍不能恢复;医生诊断老人死亡。

第八章 老年人的移动护理

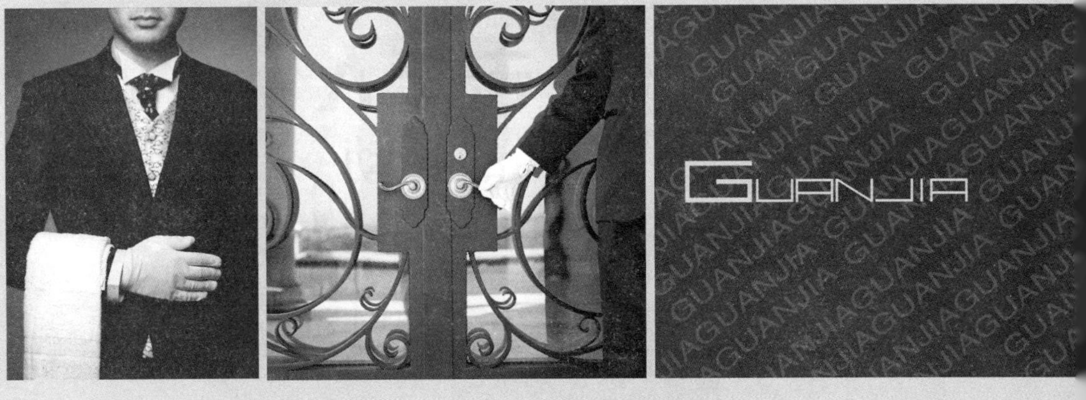
GUANJIA

一、体位姿势变换

1. 目的

变换体位，促进血液循环、增强肺部和肌肉的活性化。

2. 准备

（1）养老护理员：着装整洁、洗净并温暖双手。

（2）心理：鼓励对方协助护理。

（3）物品：小枕头、坐垫、毛毯、大枕头、塑料垫、床档或护栏。

3. 基本流程

交叉双臂放在腹部

↓

立起膝盖

↙ ↘

用胳膊肘支撑脖子　　用手掌支撑肩胛骨

↓

扶起老人上半身

（向护理者跟前移动）

↙ ↘

一只手放在腰下　　一只手放在大腿下

↓

护理员两膝盖挨近床边

↓

腰部向下弯曲

↓

把老人向跟前拉

↓

把脸朝向准备翻身的一侧

↓

把两手放在胸部

（保护麻痹一侧）

↓

使膝盖弯曲，并拢双腿

↓

把手分别放在膝盖和肩膀上

↓

使膝盖朝向准备翻身的一侧

↓

使肩膀倒向准备翻身的一侧

↓

在麻痹侧的胳膊下垫稍大的枕头

↓

把毛毯卷起来垫到侧躺的身后

（保持舒适体位）

4. 注意事项

（1）鼓励老人自主翻身；

（2）了解导致卧床的原因，引导其自理；

（3）护理员要先进行说明，再给予翻身帮助；

（4）移动时要保证其安全和舒适度；

(5)注意不要使患侧朝下;

(6)为预防褥疮,注意不要使床单形成皱褶。

二、从床到轮椅的移动护理

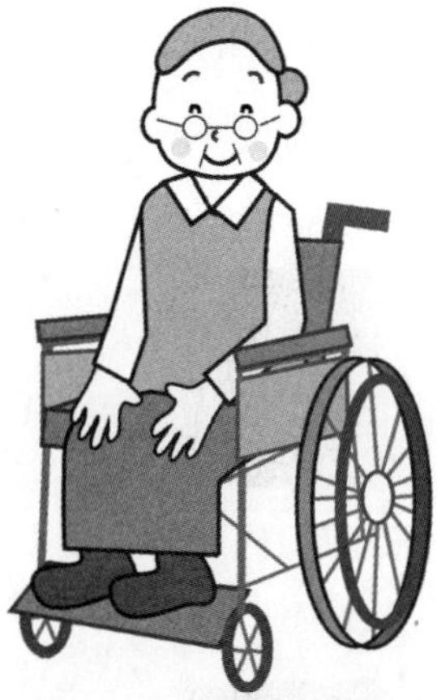

1. 目的

防止卧床不起,扩大生活范围。

2. 准备

(1)养老护理员:着装整洁、洗净双手。

(2)心理:征得本人同意,鼓励自主转移。

(3)物品:拐杖、轮椅、移动厕所。

3. 基本流程

把轮椅放在健康一侧

(与床成30°角的位置)

↓

关上车闸

↓

撤下挡腿屏,立起脚踏板

(是否有不舒服的地方,进行健康状态的确认)

↓

抓住对方腰带

(用护理者的上半身支撑对方上半身)

↓

把对方的腰部向上提起

↓

老人用健侧手抓住扶手

↓

以健侧脚为轴心进行转动

↓

顶住对方麻痹一侧的膝盖

↓

使其坐到轮椅上

↓

护理员从对方腋下抓住对方手腕

（使老人坐到轮椅深部）

4. 注意事项

（1）尽量督促老人独立完成；

（2）避免姿势不正确和过激的动作；

（3）为使老人有安全感，护理员应随时用手扶着对方身体的一部分；

（4）边打招呼边进行护理；

（5）保护患侧安全。

三、行动不方便者的行走护理

1. 目的

扩大行动范围，改善心情。

2. 准备

（1）心理：观察老人表情，通过谈话把握对方健康状况，判断是否有疲劳感。

（2）物品：步行器、拐杖、盲杖。

3. 基本流程

（1）三点步行法

准备适合老人的辅助用具

↓

用健侧握住拐杖

（拐杖高度距手腕 5 厘米处，离健侧脚保持 15 厘米左右的距离）

↓

迈出拐杖

↓

迈出患侧脚

↓

迈出健侧脚

（2）上楼梯

把拐杖搭到楼梯扶手上

↓

向上移动

↓

健侧腿向上迈

↓

把患侧腿提上

（3）下楼梯

把拐杖搭到楼梯扶手上

↓

患侧腿向后方迈出

↓

健侧腿向后方迈下

↓

手向下移动

4. 注意事项

(1)只在必要时予以帮助,增加老人的行走机会;

(2)激发老人进行活动的勇气;

(3)使老人没有恐惧感和不安感。

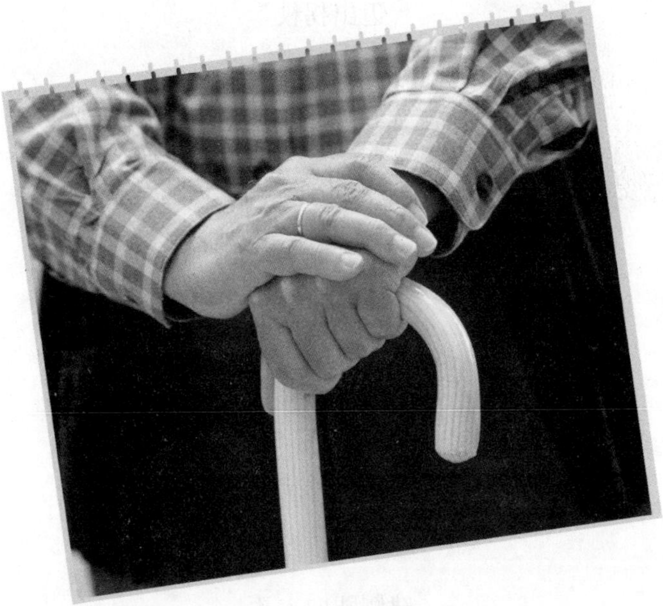

第九章

老年人糖尿病的护理

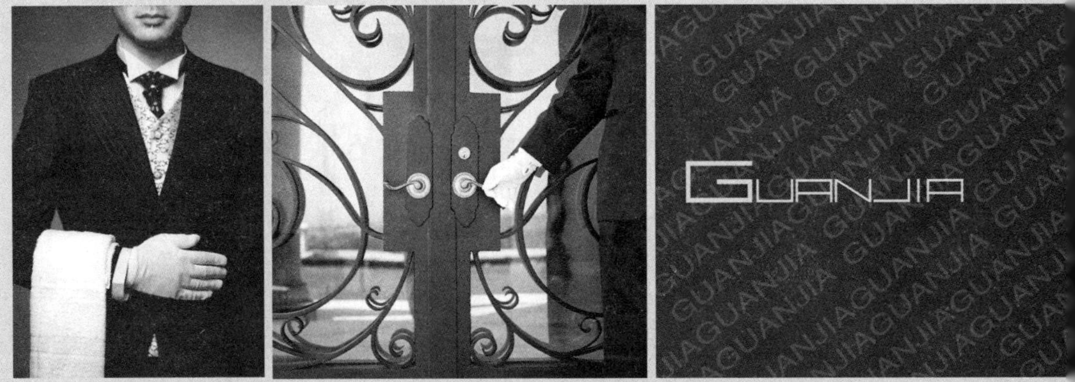
GUANJIA

一、患糖尿病老人的护理

老年糖尿病是指年龄在60岁以上的糖尿病老人。糖尿病已是老年人的常见多发病，同时糖尿病及其并发症已成为继癌症、心血管及脑血管疾病之后的主要死亡原因。

1. 病因

主要是胰岛素分泌缺陷和(或)胰岛素作用缺陷。老年糖尿病病人中90%以上为Ⅱ型糖尿病，具有很明显的遗传倾向。

2. 老年糖尿病的临床表现特点

典型糖尿病表现为“三多一少”，即多饮，多食，多尿，体重减轻。但是老年人患糖尿病，常不出现明显的多饮、多尿症状，只要发现老人体重下降、乏力，均应报告医生和护士，为老人进行进一步的检查和诊断。

3. 患糖尿病老人的护理

(1)正确的饮食疗法，糖尿病主要治疗方法是饮食疗法。为老人选择食物时应注意：

①主食多选择糙米、玉米、豆类等粗纤维食物；

②蔬菜多选择含糖量在30%以下，并含纤维素多的蔬菜类，如白菜、豆芽菜、黄瓜、芹菜、西红柿等；

③蛋白质类宜选择优质蛋白食物，如瘦肉、奶类、鱼类、蛋类、豆制品等；

④多用植物油，动物油不宜超过1/3，限制高胆固醇的食物如动物内脏、蛋黄及黄油等食物的摄入。

(2)帮助老人每天进行适当的活动，如散步、打太极拳、做保健操等。

(3)帮助老人遵照医嘱正确地进行治疗。

(4)对接受胰岛素治疗的老人,一般情况应由护士进行注射,如果老人自己有能力进行注射,养老护理师要给予老人适当的帮助,因此,养老护理师也要了解胰岛素注射的方法、老人所使用的胰岛素种类、名称和用量。

(5)陪同老人外出时,要随身携带老人所需的药品和适量糖块,以防止发生低血糖意外。

(6)需要时协助老人记录每天的饮食量、运动量、胰岛素用量、尿糖检查结果等,做好老人的健康管理。

(7)预防足部并发症。由于老年人很容易发生足部溃疡及坏疽,应注意保持足部的清洁,不留长指甲,穿着大小合适、柔软、保暖性好的鞋,避免足部的擦伤,每天用温水洗脚但不可烫脚,每天检查双足的皮肤颜色,皮肤有无破损,剪指甲不可损伤皮肤,如发现皮肤有小面积破损,使用消毒剂消毒(碘酒和酒精),无菌纱布包扎,若面积较大,请医务人员妥善处理。每天检查双足脚趾的皮肤颜色,并行足部按摩,以促进血液循环。

4.糖尿病人的饮食原则

(1)打破多吃降糖药可以多吃饭的错误观念。

(2)少吃多餐,既保证了热量和营养的供给,又可避免餐后血糖高峰。碳水化合物食物要按规定吃,不能少吃也不能多吃,要均匀地吃(碳水化合物指粮食、蔬菜、奶、水果、豆制品、硬果类食物中的糖分)。吃甜点心和咸点心没有区别,均会引起血糖升高,吃"糖尿病食品"的量与吃普通食品的量要相等,"糖尿病食品"是指用高膳食纤维的粮食做的如荞麦、燕麦,尽管这些食物消化吸收的时间较长,但最终还是会变成葡萄糖。

(3)所谓无糖食品实质上是指未加蔗糖的食品,某些食品用甜味剂代替蔗糖,仍然不能随便吃。

(4)以淀粉为主要成分的蔬菜应算在主食的量中,这些蔬菜有土豆、藕、山药、菱角、芋头、百合、荸荠等;除黄豆以外的豆类如红小豆、绿豆、蚕豆、芸豆、豌豆,他们的主要成分也是淀粉，所以要算作主食的量吃；副食也要适量，不能用花生米、瓜子、核桃、杏仁、松子等硬果类食物充饥，多吃含膳食纤维的食物，少吃盐，少吃含胆固醇的食物。

(5)关于吃水果的问题，血糖控制较好的病人，可以吃含糖量低的水果，如苹果、梨子、橘子、橙子、草莓等，但量不宜多，吃水果的时间应在两餐之间血糖低的时候，如果后吃水果就等于加餐了，血糖会马上高起来，另外，西瓜吃了以后，糖吸收很快，故尽量不吃，香蕉中淀粉含量很高，应算主食的量。

(6)甜味剂不会转化为葡萄糖，更不会影响血糖的变化，不能作为低血糖症的自救食品。

(7)糖尿病人千万不要限制喝水。

二、简易血糖测量法

1. 目的

为糖尿病老人测量血糖，以观察血糖的变化。

2. 准备

(1)养老护理员：着装整洁，洗净双手。

(2)准备血糖仪，更换采血针头。

(3)物品：血糖仪、75%酒精、无菌棉签、记录本、笔等。

3. 操作流程

向老人解释

↓

协助老人取舒适体位

↓

协助老人洗净手指，并用酒精棉签擦拭手指尖

↓

将血糖仪后盖打开（按压后盖开启扣，然后向上拉，将血糖仪后盖打开）

↓

放入血糖试碟（试碟上有黄色箭头的面朝上）

↓

关闭血糖仪后盖（使血糖仪保持水平位）

↓

将血糖仪手柄拉出然后再推进，此时血糖仪顶端出现一条血糖试纸，显示屏上出现一个闪烁的血滴图案（同时血糖仪自动开机）

↓

开始滴加血样

↓

滴加血样检测

↓

使用采血器采集指尖血样

↓

轻轻按摩指端使形成一滴血

↓

另一手握住血糖仪，将血糖仪上的血糖试纸移近血样

↓

将试纸的整个前端边缘和血样接触（此时不可移动，血样自动被试纸吸收并将试纸完全填满，同时血糖仪会发出哔哔声，显示屏上出现三条横线）

↓

显示屏上显示检测结果并自动储存

↓

测量完毕将血糖仪拿到垃圾桶上方,倒过来使血糖试纸朝下

↓

按压试纸释放按钮,使试纸掉入垃圾桶内

↓

按下血糖仪开关,关机

↓

整理用物

↓

洗手

↓

记录

4. 注意事项

采血器上的针头必须每次更换。

三、诺和笔注射法

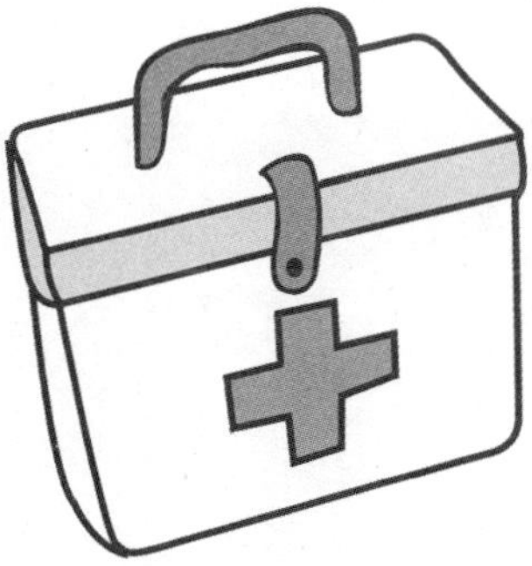

1. 目的

注射胰岛素,保持糖尿病老人的血糖浓度。

2. 准备

(1)养老护理员:着装整洁,剪短指甲,洗手,戴口罩。

(2)物品:注射盘,0.5%碘伏,诺和笔,胰岛素,无菌棉签。

3. 操作流程

饭前半小时携物至老人床旁查对，作好解释

↓

安装诺和笔（按说明书进行安装）

↓

诺和胰岛素装入笔芯架内

↓

将笔芯架与笔杆拧紧安装上针头（针头部位不可触及，以免污染）

↓

协助老人取舒适体位

↓

选择注射部位

↓

帮助老人暴露注射部位（上臂、腹部、臀部或大腿内侧）

↓

用棉签蘸取0.5%的碘伏消毒皮肤待干

↓

手持诺和笔上下颠倒10次摇匀药液

↓

拔下笔帽

↓

调节剂量选择环至所需的剂量刻度

↓

推动注射键看到针尖处有一滴药液出来即可

↓

左手绷紧注射部位皮肤

↓

右手直握诺和笔垂直进针

↓

推动注射键将药液注入

↓

停留 10 秒(防止药液未吸收在拔针时药液被带出)

↓

用干棉签轻按压针眼,迅速拔针

↓

盖好笔帽

↓

协助老人穿好衣服

↓

整理用物,洗手

↓

记录

4. 注意事项

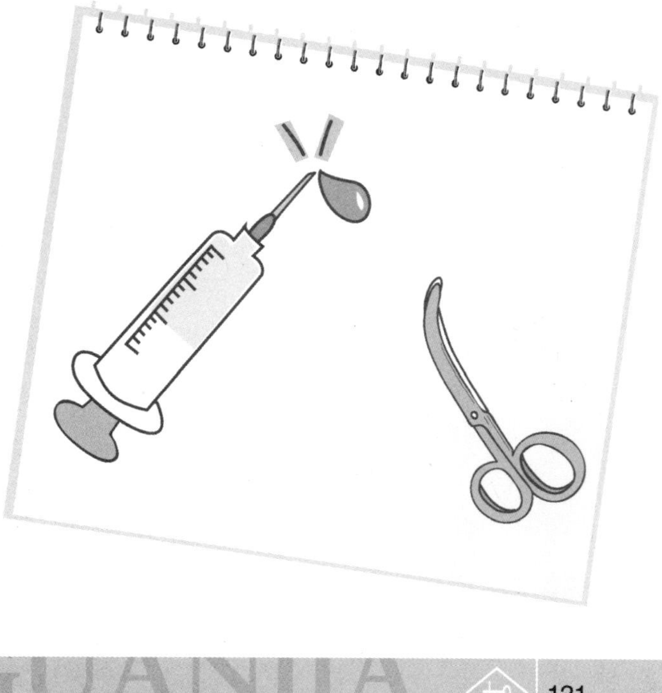

(1)注射前注意观察局部组织状态,其部位应无感染、瘢痕、硬结等。要求注射部位经常保持清洁,在腹部注射时应将注射区的皮肤提起再注射。

(2)操作中注意遵守无菌技术要求。

(3)长期注射胰岛素,需要定期更换注射部位。

第十章

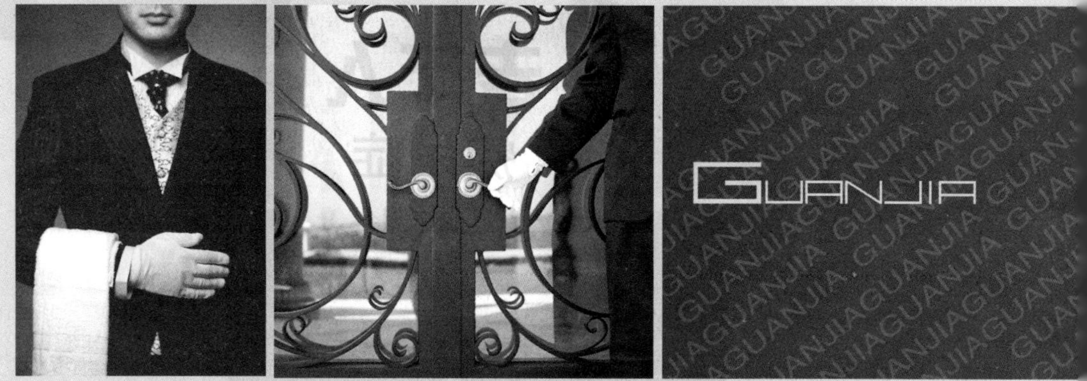

一、老年性痴呆

1. 定义

发生在老年期及老年前期的一种原发性退行性脑病，是一种持续性高级神经功能活动障碍，指在没有意识障碍的状态下，记忆、思维、分析判断、视空间辨认、情绪等方面存在的障碍。

2. 老年痴呆症的十大预警

(1)记忆力日渐衰退，影响日常起居活动；
(2)处理熟悉的事情出现困难；
(3)对时间、地点及人物日渐感到混淆；
(4)判断力日渐减退；
(5)常把东西乱放在不适当的地方；
(6)抽象思维能力开始出现问题；
(7)情绪表现不稳，行为较以前显得异常；
(8)性格出现转变；
(9)失去做事的主动性；
(10)理解事物能力及语言表达方面出现困难。

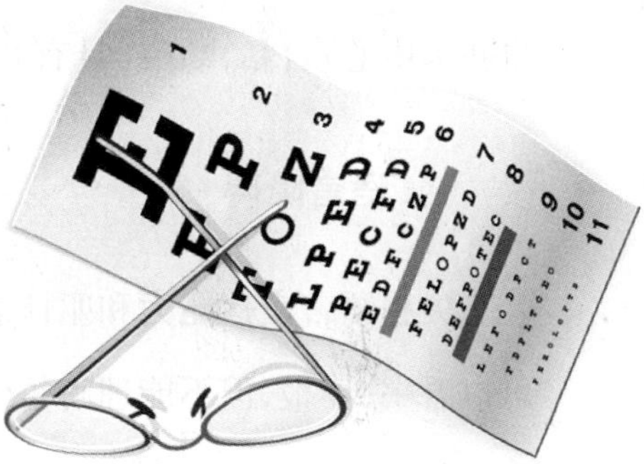

二、老年性痴呆的主要表现

1. 判断、知觉和认知能力障碍

对周围地点、方向、时间、人物的认识、判断发生困难。

如不知道自己的家住在什么地方，出门以后不知道怎么走回去，不知道自己在什么地方。不知道当天是何年、何月、何日。对过去非常熟悉的人现在不认识，甚至连自己的家人也不认识。

2. 记忆障碍

近期记忆障碍，如刚讲过的事情几分钟就忘记。近期记忆障碍常常是最早期的表现，随着病情的发展，远期的记忆也会发生障碍，老年人还会用不真实的语言填补记忆障碍造成的空白，常被称为撒谎。

3. 情感障碍

个人习惯改变，对事物缺乏兴趣，过分关心自己，容易激动，多疑、嫉妒、固执、以自我为中心、自私、幼稚（具有儿童的性格特点），也可出现幻觉、谵妄等。

4. 语言障碍

失去语言表达能力和躯体表达思想、情感的能力。如不会使用日常生活用品，可以看书、读报，但不能理解每个字的含义。

5. 理解、计算能力障碍

购买物品时，不知道应该付多少钱或应剩余多少钱。不能系统地思考问题，对周围发生的事情不能作出相应的判断，如可以看电视，可见人物在活动、说话，但不能理解故事的内容。向其提出问题时，常不能理解提问的意思是什么。

6. 其他

病人常会表现出行为异常，如行为不检点，甚至不知道羞耻，也可出现性放荡及反社会的行为。有的病人表现为活动减少，终日发愣，表情淡漠，对一切事情都不感兴趣，或一天到晚总是重复一句话，病情严重时病人起居自理困难，可出现摸索征、强制性哭笑等。

三、老年痴呆的三个阶段

1.第一阶段也称健忘期

这一时期的表现是记忆力明显减退，例如开始时忘记讲过的话、做过的事或重要的约会等，慢慢地连远事也遗忘了。与此同时，思维分析、判断能力、视空间辨别功能、计算能力等也有所降低，但有时还可以做过去熟悉的工作或保持技能。

2.第二阶段也称混乱期

这一时期除第一阶段的症状加重外，很突出的表现是视空间辨认障碍明显加重，很容易迷路。还有穿衣也很困难，或把裤子当上衣穿；不认识朋友或亲人的面貌，也记不起他们的名字，不能和别人交谈，尽管有时会自言自语。

3.第三阶段也称极度痴呆期

老年人进入全面衰退状态，生活不能自理，如吃饭、穿衣、洗澡均需人照顾，便尿失禁。

四、老年痴呆的预防

由于痴呆的病因不同，预防的方法也不同，主要有以下几个方面：

(1)改善劳动环境；

(2)忌酒和戒烟；

(3)饮食调节，既要防止高脂食物引起胆固醇升高，又要摄取必要的营养物质，如蛋白质、无机盐类、氨基酸及多种维生素，特别是维生素 B_1、B_2 和 B_6、维生素 C 和维生素 E 对老年人很重要；

（4）保持精神愉快，利于长寿及精神健康；

（5）要安排好生活与学习，到了老年也要坚持学习新知识，保持与社会广泛的接触；

（6）在离退休之前，要在思想上、物质上做好一切准备，丰富的生活内容、广泛的兴趣和爱好，可以促进大脑活动，还可以延缓或减轻衰老的进程；

（7）定期进行体检、及早治疗躯体疾病，对自己的身体既要重视，又不可过分注意或担心；

（8）经常的户外活动，老年人适合进行较持续、不剧烈的运动项目，如步行、慢跑、体操、太极拳、太极剑及传统舞等。

五、痴呆老人的安全护理

（1）从房中拿走那些有害的、锋利的、易碎的东西；

（2）提供塑料的吃饭器具，预防因破碎而割伤；

（3）采用安全的电器插头和插座；

（4）保证老人不能触及到电线和电器；

（5）将个人物品放在安全的地方；

（6）将危险的设施工具放在安全的地方；

（7）将钥匙放在安全的地方（反锁门装置，里外可锁）以防丢失；

（8）监控吸烟的老人，防火灾，例如养老院里老人因为把烟头扔到同屋老人身上，引起房间火灾，老人被烧死。

第十一章

患帕金森氏病老人的护理

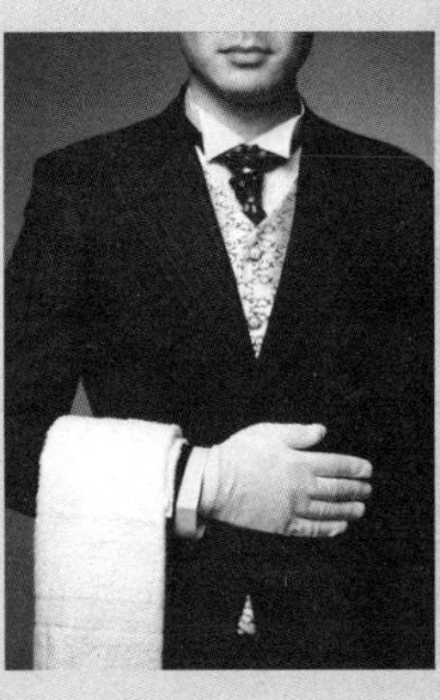

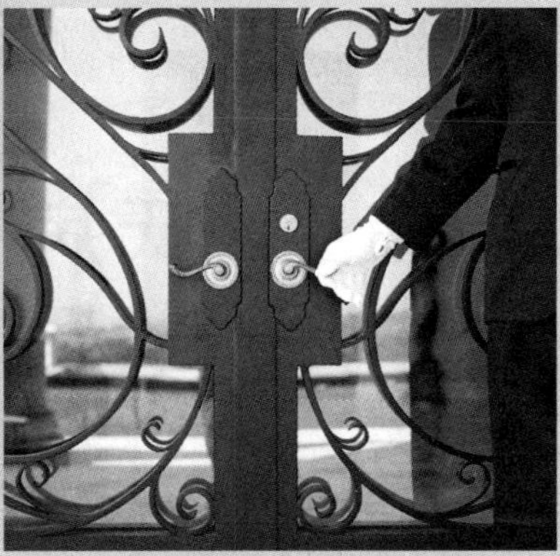

GUANJIA

震颤麻痹又称帕金森病，是老年人常见的一种中枢神经系统变性的疾病。

一、老年震颤麻痹临床表现

主要的特征为震颤，可见全身、头部、舌头、手脚都可表现出有节律的抖动。病情不重时，则仅有手颤，双手像搓药丸似的抖动。全身肌肉强直，动作困难，运动减少、步态紧张、面容刻板，呈面具脸。病情严重者卧床不起、吞咽困难，常易并发肺炎或全身衰竭而死亡等。

二、患震颤麻痹老人的护理

(1)患老年震颤麻痹的老人身心非常痛苦，要给予老人亲切安慰，保持积极的心理状态，鼓励下床活动。

(2)由于患病老人自理困难，要做好日常生活的照顾，老人的床高低要适宜，方便上下床，下床活动时要注意安全，以防意外。

(3)做好饮食照顾，防止呛咳，对吞咽困难的老人可将食物打成糊状。在服药时，应将药片、丸磨碎后，用水调成糊状再吃，以免药丸吸入气管。老人服药后注意药物的反应。

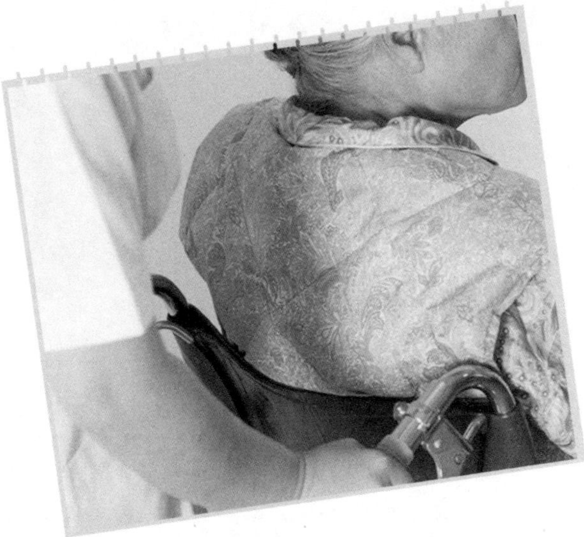

(4)条件允许的可协助老人泡温水浴，以缓解肌肉的张力。

第十二章

视力障碍、听力障碍老人的护理

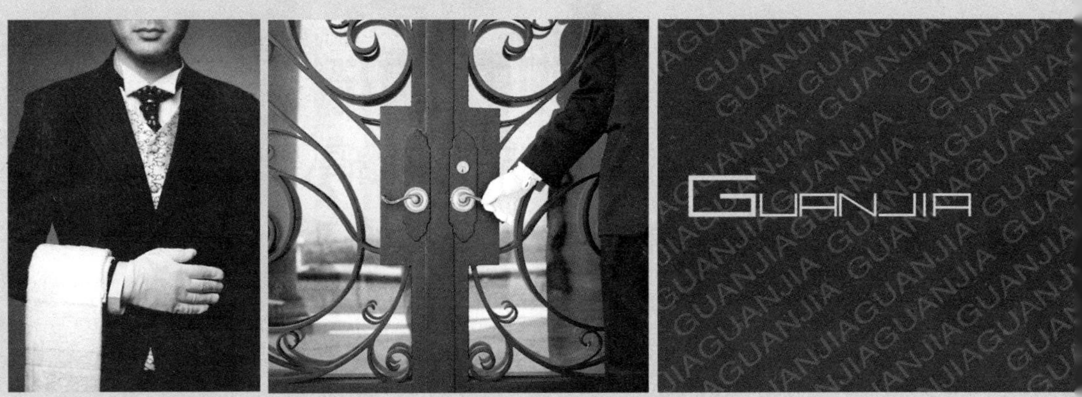
GUANJIA

一、生理改变

1. 视觉的改变

（1）眼睑：出现眼睑下垂，下眼袋等。

（2）结膜：由于血管硬化，脆性增加，老年人易出现结膜出血。

（3）角膜：导致角膜上皮干燥和角膜透明度降低，出现远视。如年轻时近视，老年期可恢复正视，角膜边缘可形成灰白色环状类脂质沉淀，成为老年环。

（4）虹膜：是在眼球中心即瞳孔周围一圈红色的放射状组织，老年人虹膜弹性减退、变硬，导致瞳孔变小，对光反应不灵敏，视物不甚明亮。

（5）晶状体：部分老年人晶状体变浑浊，发生白内障。晶状体前移，阻碍房水循环，致使眼压升高，引起青光眼。

（6）玻璃体：进入眼内的光线减少，视物不明亮，当从室内到室外时，感觉耀眼；从明亮转到黑暗处时，感觉视物困难，还可出现视力损害。老化也会使玻璃体出现浑浊，感觉眼前有黑点在晃动，即飞蚊症；由于玻璃体萎缩，发生玻璃体脱离，表现在暗室中，突然出现闪光感。

（7）视网膜：即眼底。眼底动脉是全身唯一可在体表观察的动脉，对患高血压或糖尿病的老年人，受动脉硬化、糖尿病的影响，眼底会出现动脉瘤，动脉瘤破裂后造成眼底出血，血块机化后牵拉视网膜，会造成视网膜脱离，严重者永久性失明。

（8）泪器：包括泪腺、泪点、泪道、鼻泪管。老年人泪腺萎缩，常有流泪现象。

2. 老年人眼部改变的后果

（1）老花眼：老年人会出现进行性近视物模糊，近距离阅读、书写困难，但将物体或读物离眼睛远一些就能看清楚，夜间或暗光下视力更差，并容易发生用眼疲劳，眼酸胀痛；

(2)调节力降低：迅速调节远、近的能力下降，下楼时易摔倒；

(3)分辨力降低，对强光敏感；

(4)色觉减弱：对红、橙、黄色识别较好，对蓝、绿、紫色识别较差；

(5)视野缩小；

(6)眼病。

①白内障是常见的主要致盲性眼病，晶状体混浊导致视力下降就是白内障。

②绿内障(青光眼)：内压调整功能发生障碍使眼压异常升高，因而导致视功能障碍，并伴有视网膜形态学变化的疾病。

3. 听觉的改变

老年性耳聋临床表现为双侧逐渐发生的高频听力损失，并缓慢累及中频与低频听力，伴高调持续耳鸣。

二、盲人的护理

(1)让老人说明能看清多少，不要假设老人完全失明或老人还有较好的视力；

(2)询问老人喜欢什么样的光线，提供充足的光线，当灯开了或关了要告诉老人；

(3)调整阴暗和耀眼的光线；

(4)要面对老人，并清楚和缓慢地说话；

(5)使用正常的说话语调，不要尖叫或高声说话，失明并不意味着耳朵失聪；

(6)当进入老人房间时，要自我认证自己，要告诉老人自己的名字，职务和到这里来的原因，在你没有显示你在房间出现前，不要接触老人，否则惊吓着老人；

(7)确认房间其他人，解释他们在什么位置，他们都在做什么；

(8)直呼老人的名字，这是让老人知道你正要向老人陈述一个建议或问题；

(9)避免使用一些词汇，如看、瞧、读等类似的词汇；

(10)向老人介绍房间，进行轮廓的描述，同时让老人确认家具和设备的位置和用途；

(11)让老人自己移动和接触房间内的家具；

(12)不要让老人自己独坐在房间中央，要让老人可以触摸到墙、椅子、桌子、沙发等；

(13)不要重新摆设家具和设备；

(14)保持房间的大门开着或关着点，绝不要将门半开着；

(15)要一步步地向老人解释所护理的程序，护理程序结束后要告诉老人；

(16)给予支持，可简单地向老人说“我能帮你吗”，并尊重老人的回答；

(17)当你离开房间时要告知老人；

(18)当支持老人行走时，你要稍微地走在老人前面一点，将你左或右臂给老人，这样老人可以抓住你的胳膊行走，不要用胳膊拉扯或指引老人；

(19)当你引导老人行走时，要使用正常的脚步迈动频率；

(20)当你走到台阶或马路沿时，要提前提醒老人，让老人知道是否将脚抬起或放下；

(21)当支持老人行走时，要提醒老人门、家具等障碍物的位置；

(22)说一些专用词汇，如“在你右后方，在你左侧，在你的前方等”不要说“在这儿，在那儿”；

(23)确保走廊没有障碍物；

(24)给老人读菜单；

(25)避免盘子、餐巾、桌布在颜色和设计上相同，这可以防止老人对于颜色的困扰；

(26)解释食物和饮料在盘子上的位置，引导老人用手去吃饭；

(27)保持紧急呼叫，开关应在老人可触及的地方；

(28)提供背景音乐；

(29)鼓励老人进行自我护理。

三、视觉障碍者的行走护理

1.准备

(1)养老护理员:着装整洁。

(2)心理:与老人沟通想法,明确理解对方的要求。

(3)物品:盲杖。

2.基本流程

与老人并排

↓

手把手使对方触摸到自己的胳膊

↓

把手夹到护理员胳膊肘偏上方

↓

护理员比对方先行半步上下楼梯

在楼梯跟前停住

(说明楼梯的上下)

↓

老人用盲杖确认楼梯高度

↓

护理员先行一步

↓

上楼梯时缩短拐杖,下楼梯时拉长拐杖

(使拐杖倾斜前方,以防发生冲撞)

3. 注意事项

(1)安全准确地引导老人到达目的地;

(2)对周围环境进行说明,注意不要使对方感到紧张和不安;

(3)行走中与对方统一步调,避免突然改变速度,打乱节奏;

(4)理解老人心理状态。

四、与听力有障碍的老人交流

(1)要让老人对于你的出现表示注意和警觉,抬起一只手轻轻地接触老人,不要吓着老人或从老人后边过来接触老人;

(2)当说话时,脸部直接面对老人,不要在谈话时转身或走开,也不要在走廊或其他房间时与老人交流;

(3)确认老人已戴上助听器,助听器要打开,并调好合适音调;

(4)站或坐在适当的光线下,阴影或耀眼光线都会影响老人清楚地看到你的面部;

(5)确认老人已戴上眼镜,这样有助于老人看清说活人的面孔;

(6)缓慢、清楚、明确地说话;

(7)使用正常的说话语调,不要尖叫;

(8)当谈话时,不要用手捂住嘴巴、抽烟、吃东西或嚼口香糖,这些都会影响嘴巴的运动;

(9)站在或坐在听力较好的一侧;

(10)首先说明谈话的主题;

(11)使用短的句子和简单的词汇;

(12)如果需要,可使用身体姿势进行表达;

(13)写出重要的人名和词汇;

(14)如果老人看上去不是很明白,可以用多种方式去说明一件事情;

(15)如果有需要应重复已说的内容;

(16)使用你的身体语言,可用面部表情和身体姿势去表达意思;

(17)减少或消除谈话背景的噪音,如收音机、电视机、空调、电扇等。

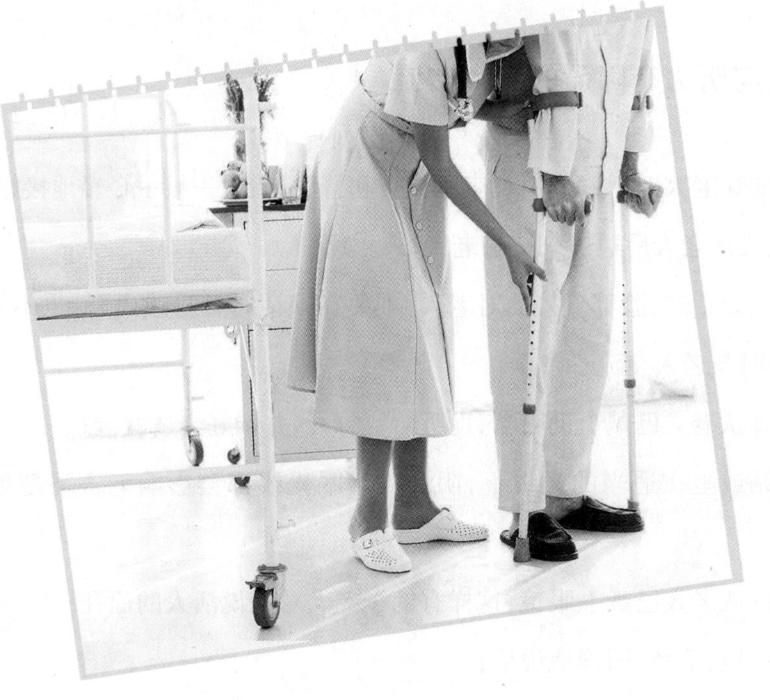

第十三章

老年人排泄的护理

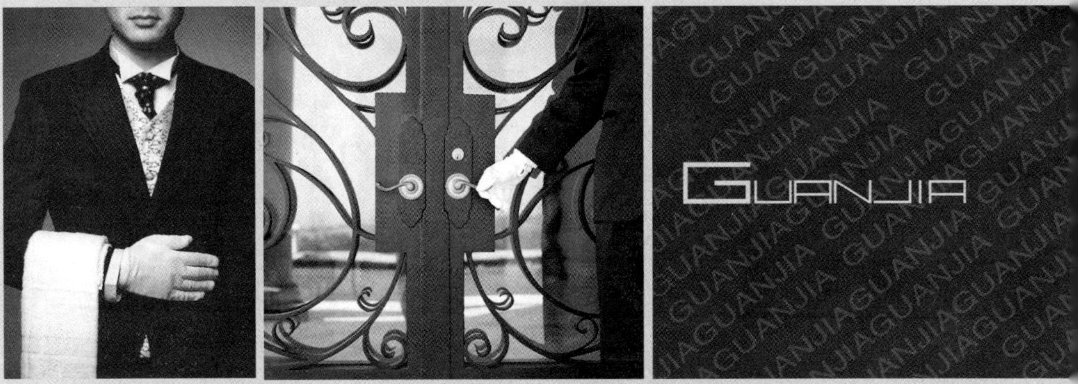
GUANJIA

一、老年人便秘的护理

便秘是指排便次数减少，每2～3天或更长时间一次，无规律性，粪便干硬，常伴有排便困难。

1. 老年人便秘常见的原因

(1)老年人肠蠕动减慢，致使粪便在肠道通过时间长，过多的水分被吸收，粪便变干导致不易排出；

(2)老年人进食较少，加之常有牙齿缺失，只能吃细软的食物，很少吃粗纤维性的食物，饮水过少，导致粪便内含水量少、干结难以排出；

(3)老年人体弱多病，常久坐、少活动，有的老年人长期卧床，极易发生便秘，甚至顽固性便秘；

(4)老年人常服用的一些药物也可导致便秘，如钙片、铁剂、镇静剂等。

2. 老年便秘的临床表现

老年人发生便秘常表现为食欲不振、失眠、大便困难。长期便秘者可出现腹胀不适、心躁不宁，严重时引起头痛、头晕、全身无力，由于便秘时排便用力，常可诱发心绞痛、心力衰竭及脑血管意外等。因此，对患有心、脑血管疾病的老人，便秘是一个很大的威胁，甚至危及生命。

3. 老年人便秘的预防

(1)调整饮食最重要，尽量吃一些含粗纤维多的食物，如芹菜、油菜、菠菜、马铃薯及各种水果等，吞咽困难的老人可将蔬菜粉碎成糊状；

(2)注意多喝水，每天早晨喝蜂蜜水有助于预防便秘；

(3)定时排便，排便时精力要集中，不要看书报；

(4)适当活动,尽可能地增加身体活动量,如走路、做操。对卧床的老人每天早晨起床前进行腹部按摩200次(顺时针100次,逆时针100次)。

4.患便秘老人的护理

(1)给予充足的时间排便,不要催促。根据老人的身体情况选择简易通便法。

(2)对顽固性便秘可根据医嘱给予药物治疗,如麻仁润肠丸、番泻叶泡水喝等方法,但此类方法不宜长期使用。使用泻药一般在晚上睡前服用,使用后注意观察老人排泄的情况。

(3)对少数粪便干结严重的老人,采用一般方法无效时,为解除老人的痛苦,可采用手工取便法取出粪便。

二、开塞露通便法

1.目的

帮助排便困难的老人用简易的方法解除便秘。

2.准备

(1)养老护理员:着装整洁,洗净双手。

(2)物品:20毫升开塞露一个、卫生纸等。

3.操作流程

开塞露通便的方法,征得老人同意后进行操作

↓

将开塞露拿至床边

↓

协助老人翻身左侧卧位

↓

将开塞露的瓶帽取下

（无瓶帽者可用锥子将开塞露顶端刺一孔，大小以能顺利挤出药液为宜）

↓

挤出少量药液于卫生纸上

↓

开塞露的细端用卫生纸上的药液滑润

↓

左手分开臀裂暴露肛门

↓

右手将开塞露的细端轻轻插入肛门内

↓

挤压开塞露瓶将药液全部挤入直肠内

↓

退出开塞露药瓶

↓

为老人擦净肛门处

↓

嘱老人休息片刻再排便

↓

整理用品，洗手

4.注意事项

（1）操作动作要轻柔，以防损伤；

（2）自理困难的老人排便后帮助擦净肛门处，必要时给予冲洗。

三、更换结肠造瘘口便袋法

1.目的

结肠造瘘也称假肛、人工肛门。为老人结肠造瘘口更换上清洁的便袋,预防并发症,以使老人舒适。

2.准备

(1)养老护理员:着装整洁,洗净双手。

(2)物品:清洁、干燥的便袋、热水、毛巾、纸巾(尿布)、橡胶单、卫生纸。

3.操作流程

向老人解释后操作

↓

协助老人取舒适体位

↓

将橡胶单、纸巾铺于结肠造瘘口处身下

↓

打开腹部便袋与护肤环连接处的扣环

↓

取下粪袋放于便盆上

↓

用柔软的卫生纸擦净造瘘口周围的皮肤

↓

再用热毛巾洗净局部皮肤并擦干

↓

将清洁的便袋与腹部护肤环连接

↓

扣紧扣环后用手牵拉便袋固定于腹部

↓

清理用品

↓

整理好老人的衣裤、被单，倾倒便袋

↓

用清水洗干净

↓

晒干后备用

↓

洗手

4. 注意事项

(1)保持结肠造瘘口周围处皮肤清洁、干燥；

(2)帮助老人更换便袋时，要注意老人的体位是否舒适、省力，操作动作要轻柔、准确；

(3)便袋内粪便超过 1/3 时应及时取下便袋倾倒，更换另一个清洁便袋，取下的便袋应及时清洗干净，以便再用；

(4)老人宜进食容易消化的食物，少吃粗纤维多、易产气或刺激性强的食物，如韭菜、辣椒、豌豆等，注意饮食卫生，防止腹泻；

(5)发现结肠造瘘口狭窄或排便困难，应及时通知医护人员处理。

四、更换结肠造瘘口护肤环法

1. 目的

更换清洁的护肤环，预防并发症，使老人舒适。

2. 准备

(1)养老护理员：着装整洁，洗净双手。

(2)物品：干燥、清洁的护肤环（一般为一次使用），热水，毛巾，弯剪刀，笔，透明纸，卫生纸，橡胶单，尿布（纸巾）等。

3. 操作流程

向老人解释后操作

↓

协助老人平卧

↓

将橡胶单和清洁尿布铺于结肠造瘘处身下

↓

手按住皮肤，从一侧边缘撕下护肤环

↓

用温水毛巾擦拭结肠造瘘口周围的皮肤

↓

将透明纸放在造瘘口上画出结肠造瘘口形状

↓

画好的结肠造瘘口形状用弯剪刀剪出

↓

再将透明纸上剪出的形状画在护肤环背面的白纸上

↓

用弯剪刀将护肤环的结肠造瘘口形状剪好

↓

撕开护肤环背面的纸层对准造瘘口紧贴于皮肤上

↓

再把便袋口缘从下面轻轻装入护肤环的凸缘上

↓

扣紧护肤环与造瘘口便袋连接处

↓

轻轻牵拉造瘘口便袋

↓

确认便袋安置妥当

↓

用弹性腹带固定好

↓

整理用品

↓

洗手

4. 注意事项

(1)在腰间固定护肤环和便袋,松紧要适宜;

(2)腹部的护肤环应每2周更换一次,如有脱落或被粪便严重污染,应及时报告医护人员更换;

(3)清洁结肠造瘘口周围皮肤后,一般不需要其他护肤品,以免影响护肤环的黏性;

(4)指导老人穿柔软、宽松的衣服,以免摩擦损伤皮肤;

(5)老人日常活动时,避免过于用力的动作,以免造瘘口内的肠黏膜脱出。

五、人工取便法

1.目的

严重便秘且粪便嵌顿在直肠内的老人,因体力虚弱,腹部肌肉无力,而使用其他方法仍无法排出粪便时,为其人工解除便秘。

2.准备

(1)养老护理员:着装整洁,修剪指甲后洗净双手。

(2)物品:消毒的乳胶手套、润滑油、卫生纸、尿布、热水、毛巾、便盆等。

3.操作流程

向老人解释取便的方法

↓

得到老人同意后操作

↓

协助老人采取左侧卧位

↓

将老人裤子脱至大腿,暴露臀部

↓

尿布铺于老人臀下

↓

右手戴好手套

↓

在食指上涂抹润滑油

↓

食指按压老人肛门处(同时嘱老人深呼吸以便放松腹部肌肉)

↓

待老人肛门松弛时手指轻柔地插入肛门内

↓

食指触及到干硬的粪块后

↓

沿直肠内壁一侧轻轻地抠出

↓

由浅入深地逐次取出嵌顿的粪便

↓

取便结束退出手指

↓

擦净肛门处

↓

用热水为老人洗净肛门处

↓

整理用品

↓

洗手

4. 注意事项

(1)取便前要仔细修剪指甲,以免划伤肛门和直肠黏膜;

(2)操作前要仔细询问和观察老人有无痔疮、肛裂,操作动作要轻柔,以防损伤;

(3)取便时如果老人感觉疼痛严重,或面色苍白、出冷汗等特别不舒适,应立即停止操作；

(4)不可使用任何器械进行取便；

(5)取便后用热毛巾热敷肛门处20分钟，以促进肛门括约肌的回缩。

六、灌肠促排便法

1. 目的

解除便秘。适用于采用简易通便的方法，仍不能解除便秘的老人。

2. 准备

(1)养老护理员：着装整洁，洗净双手后配置灌肠液。

(2)物品：灌肠筒一套、肛管、弯盘、润滑油、卫生纸、棉签、水温计、血管钳、输液架、尿布、灌肠液(500～1 000毫升，水温39～40℃)等。

(3)灌肠液：配置为常用的0.1%～0.2%肥皂液或0.9%盐水，灌肠液要用温开水配置。

3. 操作流程

向老人解释灌肠的方法

↓

得到老人同意后操作

↓

将配置好的灌肠液及用物拿至老人床旁

↓

装有灌肠液的灌肠筒挂在床边输液架上

(灌肠筒底部距离老人臀部约40～60厘米高)

↓

协助老人取左侧卧位,臀部齐床缘

↓

将老人裤子脱至大腿,暴露臀部

↓

尿布铺于老人臀下

↓

将灌肠筒导管与肛管连接

↓

润滑油涂抹肛管前端

↓

排出管内气体和冷溶液

↓

手垫纸巾分开臀裂,暴露肛门,同时一手将肛管轻柔地插入肛门约 7 ~ 10 厘米

↓

固定肛管

↓

松开夹闭导管的血管钳,溶液流入直肠

↓

观察溶液流入的情况

(若溶液流入不通畅时可左右移动或挤捏肛管)

↓

灌肠结束夹紧肛管

↓

用卫生纸巾包裹肛管拔出,并擦净放入弯盘内

↓

撤去尿布

↓

协助老人穿好裤子，嘱咐老人休息 5～10 分钟后再排便

↓

整理用品

（肛管浸泡消毒后清洗干净，然后再高温消毒后备用）

↓

开窗通风

↓

洗手

↓

记录

4. 注意事项

（1）灌肠中注意老人的保暖。

（2）操作前要仔细询问和观察老人有无痔疮、肛裂，操作动作要轻柔，以防损伤，随时观察老人的反应，如有不适要立即停止。

（3）灌肠液配置要准确、规范。不可随意用自来水、河水、井水等配制。

（4）对自理困难的老人排便时要给予帮助。体力较弱的老人排便时应扶持老人稳妥坐于便桶上，使老人的手扶于固定的扶手上，以防发生意外。

七、大便失禁的护理

大便失禁是指排便不受意识控制，大便不自主排出。老年人由于肛门内外括约肌张力下降、直肠感觉减弱而常发生大便失禁。

1. 及时治疗疾病

对大便失禁的老人，应仔细观察病情，找出其病因并及时治疗原发病。

2. 保持皮肤清洁

每次便后用温水洗净肛门周围的皮肤并擦干，及时更换污染的衣裤、被褥，保持会阴部及肛门周围皮肤的干燥，以预防压疮的发生。

3. 恢复排便功能

中枢性排便失禁的病人，除积极治疗原发病外，还应该帮助病人进行排便训练，以恢复排便功能。可以在早晨起床后，坐在马桶上一直到大便排出为止。掌握病人的排便时间和规律，定时给予便器，按时排便。指导病人进行盆底肌和肛门括约肌的锻炼，病人取立、坐或卧位，先慢慢收紧盆底肌肉，然后缓慢放松，试做排便运动。每次 10 秒左右，连续 10 次，每日进行 5 ~ 10 次。

4. 饮食护理

由腹泻引起的大便失禁，宜进食营养丰富、容易消化、少渣少油的食物，注意补充水分。腹泻严重时可短期禁食，或吃清淡流质，如米汤、面汤、果汁等；恢复期进食少渣少油的半流质，如精细汤面、稀粥、蛋羹、菜泥、软饭等。

5. 心理护理

大便失禁的老年人，经常处于尴尬和窘迫的境地，心理负担很重，常自责、悲观、失望。护理人员应尊重老年病人，不能嫌脏怕臭，并给予安慰和支持。

八、尿失禁老人的护理

尿失禁，是指尿道括约肌不能控制膀胱排尿，在不排尿的情况下，尿液自尿道不自主地流出。

1. 常见原因

尿失禁可由多种疾病引起。根据老年人尿失禁的病因可分为以下几类：

(1)压迫性尿失禁：打喷嚏、咳嗽、腹内压增大时，尿液会不随意地流出。

(2)神经性尿失禁：老年人若出现脑占位性病变、脑卒中等疾病，常导致排尿的高级皮质中枢受损，使排尿失去控制，导致尿失禁。

(3)继发性尿失禁：老年人患泌尿系统感染、阴道炎、前列腺肥大、膀胱结石等疾病和使用长效安眠药、平滑肌松弛剂等药品都可引起尿失禁。

(4)功能性尿失禁：老年人因身体虚弱、行动不便、活动受限、智力障碍、精神抑郁、解脱裤子困难均可引起尿失禁。

2. 对患尿失禁老人的照护

(1)及时治疗疾病。

(2)保持皮肤干燥：尿液长期浸湿皮肤，易引起皮疹、皮肤糜烂、压疮。因此，必须保持局部皮肤的清洁和干燥。女性病人可以垫护垫，男性病人可直接用尿壶接尿。神志不清的男性病人可使用阴茎套接引流管和集尿袋，以保持引流通畅。应保持老人的衣裤清洁、被褥的整洁和干燥，做到勤洗勤换。

(3)膀胱功能训练：制定排尿时间表，鼓励病人定时排尿，开始可每隔 30 分钟至 1 小时排尿 1 次，以后可逐渐延长时间，直至每隔 2 ~ 3 小时排尿 1 次，以促进排尿功能的恢复。在非规定排尿时间内，病人可憋住尿液，到预定时间再排尿。这样反复多次训练，有利于膀胱功能的恢复。

(4)指导适量饮水：有些尿失禁的老年人常对饮水有顾虑，往往自动减少饮水量，这便增加了尿路感染的机会。为了预防泌尿系流感染和结石的形成，老年人每日摄入液体以 2 000 ~ 2 500 毫升为宜。但夜间睡觉前应控制喝水量，以免夜间尿量增多导致尿失禁。

(5)指导外出注意：尿失禁的老年人常因害怕尿湿裤子，身体有异味，外出找不到洗手间等而减少外出交往的机会。因此，护理人员应指导老年人外出前采取相应的防护措施。如外出前减少水分和刺激性饮料的摄入，使用合适的纸尿裤，并携带备用衣裤等，以减少尿失禁的机会，使老年人安心。

九、更换集尿袋法

1. 目的

为留置导尿管的老人更换集尿袋，以防泌尿系统感染。

2. 准备

(1)养老护理员：着装整洁，洗净双手。

(2)物品：治疗盘、无菌的引流袋(集尿袋)、碘酒、酒精、无菌棉签、血管钳、治疗巾(清洁纸巾)等。

3. 操作流程

向老人解释更换引流袋的目的

↓

帮助老人平卧

↓

检查引流袋有无过期及是否密封

↓

检查合格后打开封口

↓

掀开老人盖被，暴露引流管和导尿管连接处

↓

将治疗巾(纸巾)铺于引流管接头处下面

↓

血管钳夹闭导尿管

↓

两手分离导尿管和引流管(导尿管开口处不可接触他物,以防污染)

↓

取下引流管

↓

无菌棉签蘸取碘酒、酒精,由内向外消毒导尿管末端开口处

↓

拿出引流袋

↓

取下引流袋管口保护套(管口不可触及它物,以防污染)

↓

将引流袋管口与导尿管末端相接

↓

调整引流管长度并固定于床边(引流管长度以能满足翻身的需要为宜)

↓

撤去治疗巾

↓

整理老人衣被

↓

整理用品(污引流袋放黄色医疗垃圾袋中处理)

↓

洗手

4. 注意事项

(1)注意按无菌操作规程进行操作;

(2)集尿袋和引流管的位置不可高于耻骨联合,防止尿液反流;

(3)注意观察老人的尿液,如发现异常(尿液混浊、有异味、含血或颜色改变等)及时报告医护人员;

(4)嘱咐老人多喝水,勤翻身,活动时防止导尿管的脱出,避免导管受压、扭曲或导尿管和引流管分离;

(5)为训练膀胱功能,一般情况应采取间歇性引流夹管的方式,使膀胱定时充盈排空,促进膀胱功能的恢复。

十、排放集尿袋内尿液

1.目的

排放集尿袋内的尿液。

2.准备

(1)养老护理员:着装整洁,洗净双手。

(2)物品:量杯(小便器)、碘酒、酒精、无菌棉签、弯盘。

3.操作流程

向老人解释后操作

↓

将量杯(小便器)置于集尿袋下方

↓

无菌棉签蘸取碘酒、酒精,由内向外消毒集尿袋下管开口处

↓

打开集尿袋下管开口

↓

排放尿液至量杯或小便器内

（尿液要顺量杯内壁向下流，避免尿液喷溅）

↓

排放毕再用碘酒、酒精，由内向外消毒集尿袋下管开口处

↓

关闭集尿袋下口

↓

需要时记录尿量，整理用品

↓

洗手

4. 注意事项

(1)排放尿液时，注意尿液不要喷溅，以防泌尿系统逆行感染；

(2)注意观察尿液的性质与量，发现异常及时报告医护人员。

十一、排泄和尿失禁的护理

1. 目的

选择适合老人的排泄方法进行恰当的护理帮助对方舒适的度过日常生活.

2. 准备

(1)养老护理员：着装整洁，洗净并温暖双手。

(2)心理：保护个人隐私。

(3)物品：便器、便器罩、防水布、纸尿布、手纸、浴巾、洗手用具、尿器。

3. 基本流程

确认对排泄的哪个部分有必要进行护理

（是否懂得尿意和便意，是否有残疾，是否有智力障碍）

↓

确认现在使用的排泄方法

↓

排泄的必要用具及放置地点

↓

确认排尿和排便所间隔的时间

↓

确认是否有便秘，是否腹泻，询问

保持排泄姿势是否有问题，并根据其状态进行护理

↓

确认排泄物的量及状态

↓

及时清洁用具并整理放回原处

（必要时进行消臭和防臭处理）

↓

记录每日尿量、便量和其状态

（若发现排泄物有异常和排泄时发生

疼痛等情况，要向家属和医务人员汇报）

↓

根据需要补充所需消耗品

↓

若有更理想的排泄方法，则向家属和本人提议

(1)在厕所的护理

把裤子和内裤完全脱到关节之下

↓

坐在便器上或蹲下

↓

排泄后,用手纸擦净

(把手纸缠到手上绕3圈左右,然后

伸到臀部,从前向后擦,严重脏污时反复2~3回)

↓

站起身,把内裤和裤子提起来恢复原样

↓

排泄后进行清理,然后洗手

↓

进行换气和消臭处理,保持清洁

(2)使用移动厕所的护理

把移动厕所放到便于使用的地方

↓

保持站立姿势

↓

把裤子和内裤充分脱到关节以下

↓

让其坐在便器上

↓

用浴巾盖上隐私部位以保温,护理员退出屋外

↓

排泄完毕、协助擦拭

(听到呼叫信号后进入室内)

↓

保持站立姿势

↓

把裤子和内裤提好

↓

将手洗干净

↓

清理、观察排泄物

↓

使用消臭剂和芳香剂等进行室内换气

(3)使用插入便器时的护理

撤掉下半身的遮盖物

↓

使膝盖立起、两脚分开
(做出易于臀部上抬的姿势)

↓

抬起臀部,把睡衣的下摆卷到腰部上方

↓

在腰下铺上防水布

↓

脱掉内裤、插入便器

↓

在阴部盖上手纸使尿液不致飞溅(女性)
(男性用尿器接)

↓

用被褥等盖上隐私部位以保温,护理员退出室外

↓

排泄后，抬起腰部并清洁污处

（无法抬腰时则进行侧躺清洁）

↓

撤下便器

（盖上盖子并放到安全处）

↓

撤掉防水布

↓

把内衣、睡衣和寝具恢复原样

↓

把睡衣和床单的皱褶拽平整

↓

为老人洗手或用湿毛巾擦手

↓

进行室内换气

↓

观察老人排泄后的情况和排泄物的状态

↓

清洗便器

(4)使用尿器的护理

①老人为男性

可以自理时

用被褥等盖上隐私部位以保温

↓

从盖着的寝具下面插入尿器

↓

递给本人，然后退出

↓

为老人洗手或用湿毛巾擦手

需要护理时

把阴茎放入尿器的接尿口

↓

手握把手使其位置固定

（阴茎难以进入时，戴上橡皮手套进行护理）

↓

排泄后，撤下尿器并盖上盖子

↓

清洁阴部

↓

撤下防水布

↓

整理内衣、睡衣、床单和寝具

↓

给老人洗手或用毛巾擦手

↓

观察排泄物并洗净尿器

↓

进行室内换气、收拾整理其他有关物品

②老人为女性

可以自理时（同上）。

需要护理时

脱掉内裤，使膝盖立起

↓

两腿稍稍分开

↓

固定尿器

（用一只手抓住尿器，尿器进尿口

的边缘紧贴会阴部的下面，尿

器的底部支撑在床上以使其安稳）

↓

在阴部放上手纸

（使尿导向尿器，防止飞溅）

↓

排泄后，撤下尿器

（撤下尿器时很容易撒尿，防止

进尿口朝下，并沿着阴部向上端）

↓

清洁阴部

↓

撤下防水布

↓

整理内衣、睡衣、床单和寝具

↓

给老人洗手或用毛巾擦手

↓

观察排泄物并洗净尿器

↓

进行室内换气、收拾整理其他有关物品

(5)尿失禁的护理

打开尿布罩，立起膝盖

↓

撤掉纵向尿布，擦净臀部

↓

使老人侧躺

↓

把脏尿布向里卷

↓

撤掉尿布并放入脏尿布容器

↓

用温度适宜的湿毛巾擦拭臀部

↓

用干毛巾擦拭干净，观察此时皮肤的状态

↓

把脏了的尿布罩向外卷推

↓

配套好的尿布组合纵向卷半插入臀部下面

↓

使身体仰卧

↓

将配套尿布展开并包上尿布

↓

在耻骨的上面重叠好

↓

合上尿布罩

（不要绷得过紧，也不要露出尿布）

4. 注意事项

（1）尊重对方人格；

(2)无论何时都要给予心情护理;

(3)减少对方的羞耻心,尊重个人隐私;

(4)选择适合的排泄方法和用具;

(5)采取适合腹部用力且易于排便的坐姿;

(6)观察排泄物,尽量早期发现异常情况。

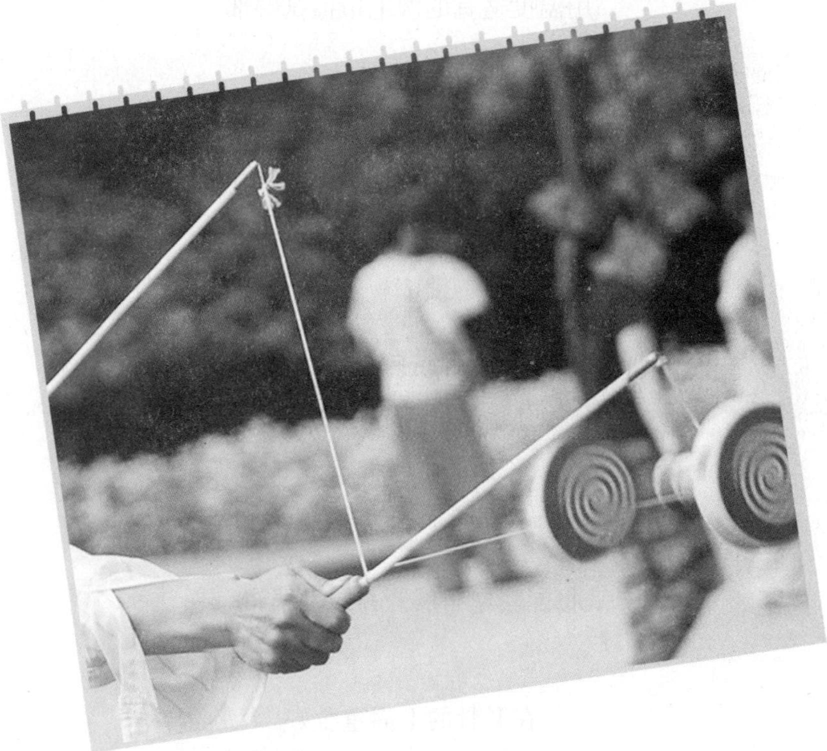

第十四章

压疮的护理

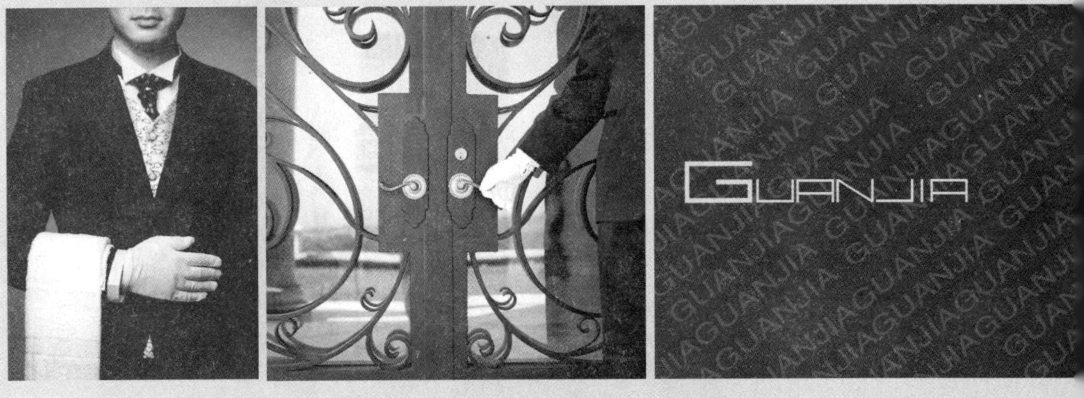
GUANJIA

一、压疮

压疮也称压力性溃疡，是指局部组织长时间受压，血液循环障碍，持续缺血、缺氧、营养不良而致组织溃烂和坏死。压疮本身不是原发疾病，大多是原发疾病未经良好护理而造成的损伤。

1. 常见原因

（1）力学因素

①压力：垂直作用的压力作用于皮肤，持续 2～4 小时，即可引起组织不可逆损害，从而导致压疮的发生。常见于卧床、坐轮椅等长时间不改变体位者。

②摩擦力：摩擦力作用于皮肤，会直接损伤皮肤的角质层。老人在床上活动或坐轮椅时，皮肤随时都可能受到床单和轮椅坐垫表面的逆行阻力摩擦，导致局部皮肤升温，加快组织代谢，在组织受压缺血、缺氧的情况下，增加了压疮的易发性。

③剪切力：剪切力是因两层组织相邻表面间的滑行、产生进行性的相对移动所引起，与体位关系甚为密切。当床头抬高而使老人身体下滑时，会产生剪切力，导致皮肤的供血障碍而发生压疮。一般来说，压疮的发生都是由以上 2～3 种力的共同作用而引起的，与力的大小和受力时间长短有关。

（2）局部潮湿或排泄物刺激

因为出汗、大小便失禁等原因使皮肤变得潮湿，抵抗力下降，影响皮肤的防御功能，加上尿液和粪便中化学物质的刺激作用，使皮肤的酸碱度改变，导致皮肤角质层的保护能力下降，容易发生压疮。

（3）全身营养不良或水肿

全身营养不良或水肿的老人皮肤都较薄，抵抗力弱，受压后缺血、缺氧情况更为严重，很容易导致皮肤破损。

（4）受限制的老人

使用石膏绷带、夹板或牵引时，松紧不适宜，衬垫不当，使局部血液循环不良，导致组织缺血坏死。对于长期卧床的老人来说，压疮是一个容易发生的，但同时也可以通过良好的护理减少发生的可能性或减轻其症状。为此，护理人员应首先评估老人发生压疮的危险因素，再采取相应的护理措施。一般情况下压疮常发生于瘫痪、昏迷、年老体弱、消瘦等老人。

2. 压疮的好发部位

压疮发生于受压且缺乏脂肪组织保护、无肌肉包裹或肌层较薄的骨骼隆突处。压疮发生的部位与卧床有着密切的关系，平卧位时最常发生于骶尾部。

(1)仰卧位时：发生于枕骨粗隆、肩胛骨、肘部、骶尾部及足跟处。

(2)侧卧位时：发生于耳廓、肩峰、肋骨、股骨粗隆、膝关节的内外侧及内外踝处。

(3)俯卧位时：发生于面颊、耳廓、肩峰、女性的乳房、肋缘突出处、膝部和足尖部等位置。

3. 压疮的分期及临床表现

压疮的发生是一个渐进的过程，依据其损伤程度可分为三期：

(1)淤血红润期：淤血红润期又称Ⅰ度压疮。原因为受压部位的皮肤出现暂时性血液循环障碍。主要表现为受压部位的皮肤呈暗红色，并有红、肿、热、痛或麻木。判断标准为，解除对该部位的压力30分钟后，皮肤颜色仍不能恢复正常。此期皮肤的完整性未破损，为可逆性改变，如及时去除致病原因，则可阻止压疮的发展。

(2)炎性浸润期：炎性浸润期又称Ⅱ度压疮。损伤延伸到皮下脂肪层。受损皮肤呈紫红色，皮下有硬结。皮肤因水肿而变薄，并有炎性渗出，形成大小不一的水疱。水疱破溃后，形成潮湿红润的创面，如不采取积极的措施，压疮继续发展，此期病人感觉疼痛。

(3)溃疡期：溃疡期又称Ⅲ度压疮。根据组织坏死程度又可分为浅度溃疡期和坏死溃疡期。前者较轻，为浅层组织感染、化脓，脓液流出后，形成溃疡，病人感觉疼痛加重。后者严重，感染向周围及深部扩展，常可抵达骨面，坏死组织发黑，脓性分泌物增多，有臭味。若细菌及毒素侵入血液循环，还可造成脓毒血症或败血症，危及病人的生命。一般情况下，压疮的发展是由浅到深、由轻到重的过程，但在一些特殊的病例中，也会出现例外。如个别急性或危重的病人，可在6～12小时内迅速出现Ⅲ度压疮；而有些肥胖的病人，还可能出现闭合性压疮，即内部组织已经坏死，而皮肤看上去却似乎完好。因此，应严密观察皮肤情况，以免贻误病情，造成严重的后果。

4. 压疮预防的方法

压疮的预防主要在于消除其发生的原因，要做到勤翻身、勤擦洗、勤按摩、勤整理、勤更换，具体的方式是：

（1）避免皮肤长时间受压：长期卧床的老人，要鼓励并协助翻身更换姿势，至少每2小时翻身一次，翻身时应将老人身体抬起避免受压和摩擦，有麻痹的老人注意不要将患侧压在下面，如因交换体位必须压在下面时，要尽量缩短受压的时间。在身体空隙处垫软枕、海绵垫、羊皮垫或使用气垫床、水褥等方法以减轻局部受压，长时间坐轮椅的老人应注意保持姿势的稳定，并每隔30分钟活动身体或由照护者协助老人站立片刻以减轻局部的压力、摩擦力和剪力。

（2）避免摩擦损伤皮肤：经常保持老人床单、被褥、内衣的柔软清洁、干燥、平整无皱褶，及时清扫床单上的碎屑，长时间半卧位的老人要在腿下、足底垫软枕，以防身体的下滑使皮肤受摩擦，对大小便失禁的老人身体不可直接卧于橡胶单或塑料单上，不使用破损的便器。

（3）避免潮湿和污渍的刺激：出汗，饭菜的汤汁，大小便失禁等都会造成皮肤的刺激引起压疮，因此要保持老人身体和用品的清洁，及时更换潮湿的脏衣服、被单和尿布等。

（4）增进营养的摄入：营养不良是导致压疮的内在原因，在身体健康状况允许的情况下给予含优质蛋白质且维生素丰富的食物和充足的水分。

5. 压疮的治疗方法

（1）皮肤发红时是压疮早期，要做到勤翻身、勤换洗，防止再受压、受刺激。此时局部不可按摩，可采取热毛巾湿热敷，每日4～5次，热敷后再用干毛巾轻轻拭干，或用温热酒、温热红花酒精（红花15克放于50%酒精500毫升中浸泡一周备用）涂擦局部，也可用吹风机环绕受压部位吹热风，吹热风时距离皮肤约20～30厘米。也可使用红外线灯（或台灯）局部照射，照射距离20～30厘米以促进血液循环，同时要保持局部皮肤的清洁。

（2）皮肤紫红色并出现水泡时：防止水泡破裂发生感染，可用2%碘酊、70%酒精消毒压疮水泡的基底部，用无菌注射器抽出水泡内渗出的液体，若水泡破裂后小面积伤面上可涂2.5%碘酒或其他的消毒剂，晾干后敷上消毒纱布保护创面。切忌：

局部不可再受压。

(3)局部出现溃疡化脓时要请医生诊治,在医生的指导下进行治疗,伤面感染者用换药的方法处理伤口后用麻油加蜂蜜(1∶1 比例)调匀,文火煎成乳状,涂抹伤口后用无菌纱布包扎,每日 2 次。

(4)注意改善全身营养状态。

二、预防压疮的措施

(1)每 2 小时或按照护理计划重新设置老人的体位,有的老人可能需要更短的时间,可以用枕头支持老人身体,30 度侧躺的姿势是常被推荐的;

(2)当进行提升和移动老人的程序时要特别注意不要撕拉和摩擦皮肤;

(3)为了防止皮肤撕扯,床头不要升高超过 30 度,遵循护理计划;

(4)为了防止皮肤摩擦,可以在老人身下放置一块棉质的防护垫;

(5)提供好的皮肤护理,在洗浴后要擦拭干身体,皮肤不能有大小便、汗和分泌物;

(6)要较少地将皮肤暴露于潮湿的环境中,要经常查看那些大小便失禁和大量排汗的老人,如果有必要要及时更换老人的床单和衣服,并提供皮肤护理;

(7)要检查老人使用的肥皂,记住,肥皂具有干燥和刺激皮肤的作用,使用一些护肤产品去保护如手、肘、腿、脚踝和脚跟等处的湿润;

(8)当重置老人姿势时,可以提供背部的按摩,注意不要按压骨头的部位,不要摩擦和揌压皮肤红肿的部位;

(9)使用枕头和毛毯去防止皮肤与皮肤的接触,可以用枕头将脚垫起,以避免脚跟接触到床;

(10)提醒坐椅子的老人,要每 15 分钟更换坐姿;

(11)如果老人皮肤出现破损和压疮要马上报告护士。

三、褥疮的处置

1.目的

预防长期卧床的老人发生褥疮。

2. 准备

(1)养老护理员:着装整洁,洗净双手。

(2)心理:与老人进行有益的交流,鼓励对方积极向上。

(3)物品:根据老人的需要准备热水、毛巾、浴巾、润肤液、大枕头、海绵垫、褥疮垫。

3. 基本流程

询问确认对方有无意识

↓

确认对方是否卧床不起

↓

确认饮食和排泄是否坐着进行

↓

将浴巾铺垫于老人身下

↓

用湿热毛巾擦净全背的皮肤污渍、汗渍

↓

双手掌沾适量润肤液涂于背部并擦净

↓

协助老人整理衣服

↓

扫净床铺上的碎屑,将大枕头垫于老人背部

↓

腿下及两膝之间,用海绵垫衬垫

↓

调整好卧位

↓

整理床铺被褥

↓

整理用品

↓

洗手

↓

记录老人皮肤的情况

4. 注意事项

(1)尽可能长时间坐着而避免卧床不起;

(2)尽可能采取坐在床沿或椅子上,双脚着地的坐姿;

(3)若患了褥疮,应紧急和医疗机构配合,切忌随便购药;

(4)按照医嘱处理伤口,注意预防感染。

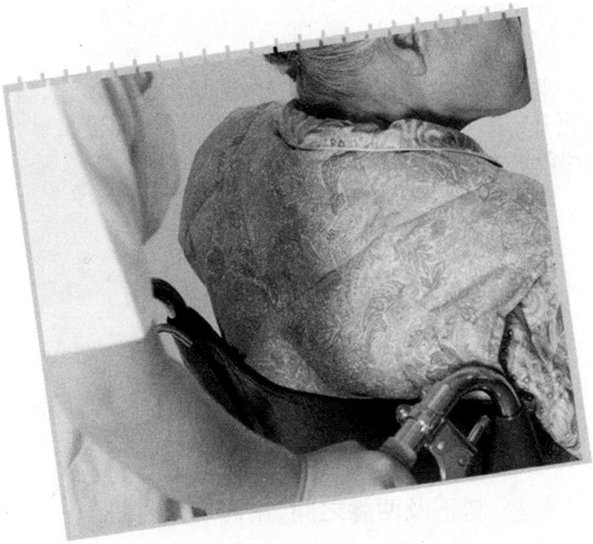

第十五章

居家用药安全

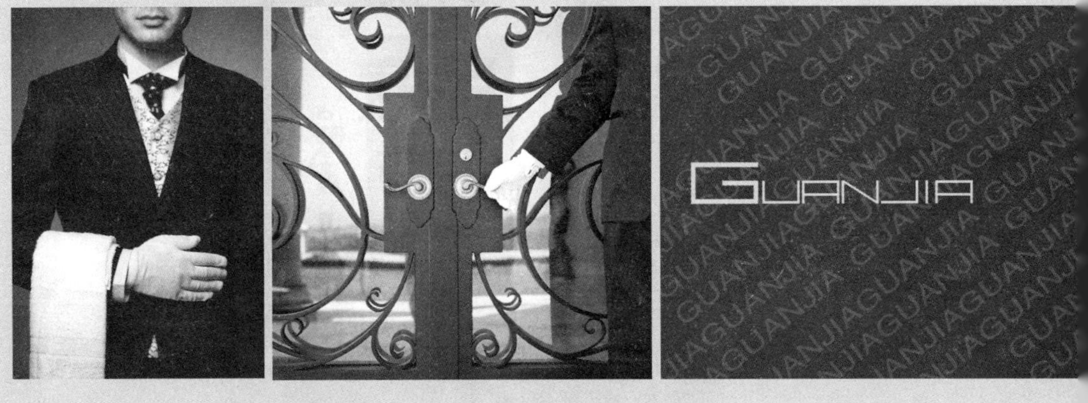
GUANJIA

一、药物的种类

1. 内服药

片剂、丸剂、散记、胶囊、溶液等。

2. 外用药

溶液、洗剂、擦剂、粉剂、滴剂、栓剂、酊剂、软膏等。

3. 注射药

溶液、油剂、结晶剂、粉剂、混悬剂。

4. 其他

喷雾剂、黏贴敷剂、胰岛素泵等。

二、给药的途径

(1)口服；

(2)舌下含化；

(3)吸入；

(4)注射(皮下、静脉、肌内及穴位等)；

(5)直肠给药；

(6)局部外敷；

(7)局部滴药等方法。

三、药物的保管原则

(1)老人居室内储存的药物数量不可过多,以免过期失效或变质。

(2)药品或药袋上要清楚地写上药名、剂量、用法、开药的日期、医院等。凡字迹不清或无标签的药都不能使用。

(3)药物要分类存放,内服药与外用药应分别放置,以免急用时拿错、误服而发生危险。

(4)药物要避光,放在干燥、阴凉、清洁处和老人容易拿取的地方。

(5)容易挥发、潮解或风化的药,如碘酊、酒精、复方甘草片、酵母片等要放在瓶内并盖紧。对栓剂、水剂药和遇热容易变质的药物如胰岛素、眼药水等,应放到冰箱里。对于遇光可变质的药物如维生素 C、氨茶碱等,应装入有色、密盖的瓶内。

(6)药物应固定放在养老护理员和老人都知道的地方。每天早晨可将老人一天的要量分别放在几个药杯或小空瓶内,以防忘记服用或误服。

四、协助老人口服用药

1. 仔细核对医嘱和检查药物的质量

仔细检查药物的名称、剂量、服药的时间、药物的质量和有效期,对标签不清、变色、发霉、粘连、有异味等或超过有效期的药严禁服用。如药瓶标签上注明有效期为 20050820,就表明该药可用到 2005 年 8 月 20 日为止。

2. 要按时服药

(1)一日三次:如服抗生素类药的时间可在早 7～8 时,下午 3～4 时,晚 10 时左右。

(2)饭前或空腹:可在没吃饭或吃饭前半小时服。

(3)饭后:应在饭后半小时服用。

(4)食间服用:是指两餐之间,而不是一顿饭的中间,如果忘记服用,也可在下顿饭前服。

(5)如果服药的时间错过1~2小时,也不要太在意,可将下次服药的时间后推,不必将熟睡中的老人唤醒服药。

(6)服药的剂量要准确:药物的剂量与疗效和毒性有着密切的关系,所以每次的剂量都要按照医生的要求服用。

(7)服药的姿势要正确:一般情况服药的姿势应采取站立位、坐位或半卧位,对卧床的老人也尽可能地坐起来服药,服药后10~15分钟再躺下,对不能坐起的老人,服药时尽可能多喝水,以便将药物冲下。

(8)服药要多喝水:服药前需先饮一口水以润湿口腔,服药中还需多喝水(不少于100毫升),尤其是不可将药片干吞咽下,服药应用温开水,不要用茶水、咖啡或酒类服药。服磺胺药、解热药要注意多喝水,服用咳糖浆不需要喝水。

(9)特殊药注意服用方法:

①服铁剂、酸类的药对牙齿有损害,要用吸管服用,服后要漱口以免损伤牙齿。

②服用治疗心脏病的药时(强心苷类),服药前要测量脉搏,如果脉搏每分钟少于60次或节律不整(快慢、间隔时间不等)应立即报告医生。

③对老人难以咽下的片剂、丸剂可将药研细后加水调成糊状服用,不可将大片的药掰成两半吃,这样容易造成食道损伤,尤其是患肝硬化的病人。

④不可将粉状的药直接倒入口腔后用水冲服,以免药粉在食道发生阻塞。

(10)错误服食药物的应对方法。

①保持镇静,不要慌乱。

②查清楚是吃错了什么药,如果错误服用以下几种药物,解决方法如下:解热镇痛类药、维生素类药、助消化药,只需观察,不必采取措施。误服了外用药、剧毒药、农药、毒鼠药就必须采取紧急措施,要尽快催吐,用筷子或勺把刺激喉咙部使其呕

吐，并立即送医院抢救。

③误服了碘酒，应迅速服用一些米汤或浓面汤，同时用催吐法，以促进毒物的排出。

④误服了过量的安眠药，要保持呼吸道的通畅，采用催吐法，并尽早送医院治疗。

五、协助老人服药法

1. 目的

协助老人安全、正确的服药。

2. 准备

(1)养老护理员：着装整洁，洗净双手。

(2)物品：老人所需的药物、温开水、水杯及纸巾（老人自己的毛巾）等。

3. 操作流程

礼貌地称呼老人，向老人解释已到服药的时间

↓

将备好的温开水、纸巾和已配好的药物（放在药杯内）拿至老人的床边

↓

拿出老人需服用的药物，与老人共同核对需服用的药名、剂量并检查药物的质量

↓

协助老人取坐位或站位

（卧床老人需将老人扶坐起，背后垫软枕）

↓

帮助老人先喝适量温开水(润滑口腔和食道)

↓

将药片(丸、水剂等)放入老人口内舌上

↓

帮助老人饮温开水将药咽下(饮水不得少于100毫升)

↓

服药后协助老人擦净面颊部

↓

协助老人取舒适体位

↓

服药后再次查对所服的药物是否正确,确认无误后整理物品

↓

所用物品放回原处

↓

整理老人的床铺、床旁桌及药瓶

↓

洗净药杯(小勺),洗手

4.注意事项

(1)协助老人服药前应仔细核对药物的名称、剂量,并仔细检查药物的质量(药物有无变色、发霉、过期等情况),如发现异常应及时报告护士或医生。

(2)服药不可用茶水,服药中要帮助老人饮用足够的温开水,以免药粒停滞在食道处,引起食道黏膜的损伤,饮水时其速度也不可过快,以防老人发生呛咳。

(3)协助老人服用不同剂型的药物:

①服用大药片咽下有困难时,可将药片研碎后用水调成糊状再服用。不可掰成两半吞服。

②服用水剂时,应先将药水摇匀,一手将量杯上举使其刻度与视线平,另一手持

药瓶(将标签面放于掌心),倒药液至所需的刻度处,计量准确后倒入另外的一个小杯再服用。如老人需同时服用几种水剂药时,再更换药品种时,要洗净量杯。倒毕药水后,应将瓶口用清洁的湿巾擦净,放回原处。

③服用油剂溶液或需要按照滴数计算的药液时,应先将凉开水少许倒入小勺中,再将药液按照应服的剂量滴入凉开水上,一起服用。

④服用中药大蜜丸时,可根据老人的具体情况将药丸搓成小丸,以便老人服用;胶囊药一般不宜将胶囊拆开服用,服用时应多喝水,以便将胶囊冲下。

⑤服中药冲剂应将药粉用温开水冲调后再服用,不可将药粉直接倒入口腔用水冲服。

(4)如鼻饲的老人需服用药物时,必须研细后方可调制成液状灌入,灌药前、后均应灌入适量温开水,以免堵塞鼻饲管。

(5)协助老人服药时必须待老人服下药后方可离开。

(6)老人服药后随时注意观察服药的效果及不良反应。

(7)当老人有疑问时,应虚心听取,及时向医务人员反映老人的意见。

六、协助老人滴眼药法

1.目的

协助老人安全、正确地滴眼药。

2.准备

(1)养老护理员:着装整洁,洗净双手(双手无长指甲或指环)。检查眼药水、膏的名称,查看有无变色、浑浊、沉淀、过期等,确认合格方能使用。

(2)物品:眼药水(眼药膏)、干棉球(或纸巾);清洁的点眼玻璃棒、棉球或纸巾(干净毛巾)等。

3. 操作流程

(1)滴眼药水法

与老人共同查对眼药水的名称及质量

↓

协助老人取舒适坐位或仰卧位将头后仰

↓

询问并观察后确定眼病

↓

嘱老人眼向上看

↓

手持滴管或药瓶距离眼睑 1~2 厘米

↓

另一手轻轻将患眼的下眼睑向下牵拉分开,暴露下结膜囊(下眼皮内)

↓

持眼药瓶将眼药水滴在下眼皮内 2 滴

↓

再用手指轻轻提捏上眼皮,然后放松手指

滴药后让老人闭眼睛 3~5 分钟,

嘱老人眼球上下左右转动

(使药液均匀布满眼内)

↓

用棉球或纸巾擦去溢出的眼药水及面部

↓

整理用品

↓

洗手

(2)涂眼药膏法

与老人共同查对眼药膏的名称

↓

协助老人取舒适坐位或仰卧位将头后仰

↓

询问并观察后确定眼病

↓

拿出玻璃棒检查有无破碎痕迹

(医院提供的专用点眼玻璃棒)

↓

确认玻璃棒完好无损后,一手持玻璃棒

↓

将眼药膏适量(约火柴头大小)挤在玻璃棒的一端

↓

嘱老人眼睛向上看

↓

一手轻轻将患眼的下眼睑向下牵拉分开,暴露下结膜囊(下眼皮内)

↓

手持玻璃棒与眼睑平行,将眼药膏涂放于下眼皮内

↓

嘱老人闭眼,将玻璃棒自眼外角平行抽出

↓

再用手指轻轻按摩眼球

(使药膏均匀分布于眼内)

↓

用棉球或纸巾(干净毛巾)擦净面部

↓

整理用品

↓

纸巾擦净玻璃棒上的药膏

↓

洗手

2. 注意事项

(1)滴眼药时动作要轻柔,防止滴药瓶晃动刺伤老人的眼睛,引起不舒适。

(2)注意无菌操作。药液滴瓶与眼睛距离不可过近,以免滴管触及人眼睛而污染。

(3)滴眼药时注意不可将药液或药膏直接滴到眼球上,以防刺激引起老人不舒适。

(4)涂眼药膏时如无玻璃棒,可将眼药直接挤在下眼皮内约 1 厘米的长度,旋转药膏瓶使药膏断离。

(5)滴有毒性的药液时,如阿托品、毒扁豆碱等药液,应用手指压迫泪囊处 3 ~ 5 分钟(眼内角的下部),以免药液流入鼻腔。

(6)操作前认真检查眼药有无变色、浑浊、过期。使用玻璃棒注意查看有无破损的痕迹,以防刺伤眼睛。

七、协助老人滴鼻药法

1. 目的

协助老人安全、正确的滴鼻药。

2. 准备

(1)养老护理员:着装整洁,洗净双手。检查药水名称,有无变色、浑浊、沉淀、过期等,确认合格方能使用。

(2)物品:药水、清洁的纸巾(干净毛巾)等。

3. 操作流程

向老人解释滴鼻药的方法和采取的姿势

↓

待老人同意后进行操作

↓

与老人共同查对药液的名称和药品质量

↓

嘱老人先轻轻擤出鼻分泌物

↓

协助老人取坐位,头靠椅背上或仰卧位,
肩下垫一软枕,头向后仰,使鼻孔向上

↓

一手扶持老人头部

↓

另一手拿药滴管,距离鼻孔 1 ~2 厘米

↓

将药液滴入两侧鼻腔各 3 ~5 滴

↓

再用手指轻按鼻翼
(使药液在鼻腔内扩散到鼻甲部)

↓

待老人休息 3 ~5 分钟再坐起

↓

擦净老人的面部

↓

整理用品,洗手

4. 注意事项

(1)滴药后应休息 3 ~5 分钟方可起床,以免药液流出或流入咽部;

(2)滴药时滴管或药瓶应放于鼻孔上方,不可接触鼻孔以免污染药液;

(3)操作中动作要轻柔,注意老人体位的舒适、安全,观察老人用药后的反应。

八、协助老人滴耳药法

1. 目的

用于耳道疾病的治疗。

2. 准备

(1)养老护理员:着装整洁,洗净双手并擦干,检查耳药水名称,有无变色、浑浊、沉淀、过期等,确认合格方能使用。

(2)物品:耳药水、干棉球(或纸巾)。

3. 操作流程

向老人解释滴耳药的方法和采取的姿势

↓

待老人同意后进行操作

↓

协助老人侧卧位或坐位头偏向健侧,患耳向上

↓

用棉签将耳道内分泌物擦拭干净

↓

一手将老人的耳廓向后上方牵拉使耳道变直

↓

另一手持滴管或滴瓶将药液顺外耳道壁滴入 3~5 滴药

↓

再用手指按压耳屏数次,然后用棉球塞入外耳道口

↓

待老人休息片刻再坐起

↓

操作完毕用棉球或纸巾为老人擦净局部

↓

协助老人恢复体位

↓

整理用品,洗手

4. 注意事项

(1)操作中动作要轻柔;

(2)注意观察老人用药后的反应,如有不适应停止;

(3)药液的温度应接近体温,过冷时需要稍加温,以免滴入后出现不良反应;

(4)滴管不可接触外耳道壁,以免污染药液。

第十六章

沟通与心理护理

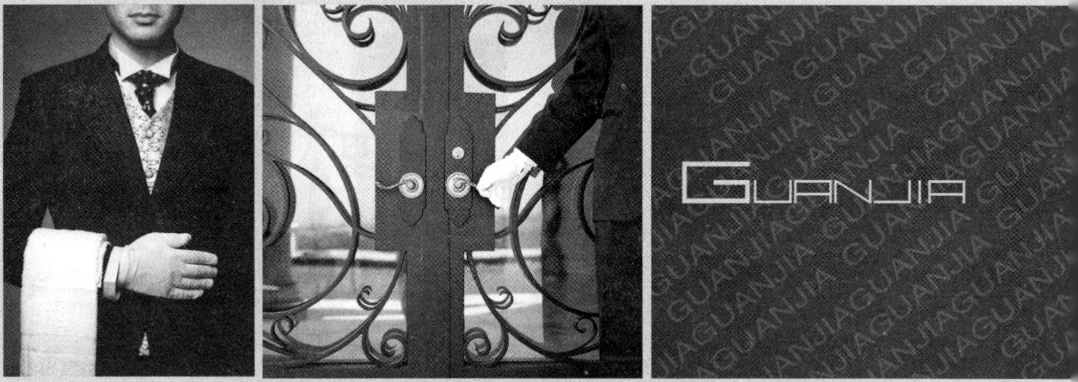
GUANJIA

一、沟通

1.概念

沟通是指两个人或群体间，相互分享与交换信息、意念、信仰、感情与态度；人际沟通的功能。

（1）人们在沟通中，获得有利于生产、生活的信息。调整自己的行为，适应社会生活的要求。

保持与不同人群之间的亲、疏、远、近关系；在工作中，要处理好上下级、同事间、师生间的关系；在家庭中，要处理好夫妻、婆媳、父子等关系。

（2）日常生活中人的喜、怒、忧、思、哀、乐要找人去分享或宣泄。

2.非语言沟通的艺术

（1）触摸是人际关系中最亲密的动作，当年老又逢丧失重要他人或生病濒死时，更需要触摸。

触摸的疗效是显而易见的，例如被养育在隔绝触摸的育婴室内的婴儿（尤其是早产儿）常会有生长迟滞的并发症，而对英国一个护理之家老年人的研究中也发现相同的情形。用餐时间给予器质性病变的老年人持续性简短的触摸，能有效提升营养摄取。

（2）触摸位置。最被接受的部位是手，而握手则是最不具威胁的触摸，其他部位有手臂、上臂、肩膀。头部是大部分老年人都不觉得安适的部位，应慎重。

（3）运用平常的接触与活动而达到触摸的疗效。常借助的情况有单手或双手握手，牵手步行到目的地，清洁盥洗，涂抹爽身粉、护手液或刮胡水，按摩手、脚、手臂与肩膀，社交舞蹈等活动。

（4）牢记“轻触”是具有刺激性的（例如指尖或软毛碰触），而稳定有压力的触摸则是具有保护和安抚的效果(例如双手合握)。

(5)确定老年人知晓您的存在方可触摸。老人因视、听力的渐进丧失,常容易被惊吓到;所以,尽量选择从功能良好的那一边接触老年人,绝不突然从背后或暗侧给予触摸。

(6)千万小心老年人易破碎的皮肤。尤其需预防拉扯或摩擦力,可借涂抹乳液与按摩增加有效触摸。

(7)针对老年人适宜的触摸,予以正向敏锐的响应。治疗者应学习适当地接受老年人用抚摸我们的头发、手臂或脸颊来表达谢意,而不只一味地以老年人的口头谢意去找寻工作回馈与成就感。

(8)预防可能会造成性爱联想的触摸之不当情形。当老年人有任何性爱联想时,就需立即终止该触摸方式;也应小心预防工作人员对老年人有性骚扰的偏颇行为发生。避开会刺激原始反射的部位,以防止触摸所带来之不适。

(9)无障碍的信息传达。

(10)适当的身体姿势。坐姿,聆听音乐,有助于提升试听功能与心灵的运作;另一方面老年人常以轮椅代步,要注意不要俯身或利用轮椅支撑我们的身体来进行沟通,应该适时坐在或蹲在旁边,并维持双方眼睛于水平线,以利于没有压迫性的沟通。

(11)倾听的态度准备。保持对老年人说的话感兴趣,还要配置适宜的沟通环境,移除噪音、强光干扰,或转移至花园、书房。

(12)其他注意事项。表情平和不紧绷或皱眉,说话声音要略低沉、平缓且带有欢迎的热情;身体前倾;适宜夸大脸部表情传达情绪如惊喜、欢乐、担心、关怀、兴趣等;多观察老人的表情,如欢乐、混乱、焦虑、担心、生气、害怕、疼痛、挫败感等。

3.基本的交流方式

(1)配合对方的速度,放慢说话速度与其交谈,给对方留有充足的思考时间。

(2)明确说话目的;说话态度要欢快、干脆;说话内容简洁,明了,正确;不能省略主语;不使用含糊、模棱两可的说法。

（3）对于牢骚和诽谤，不随声附和。过于认真的态度可使老年人的牢骚逐步升级。

（4）不采取丧失信赖感的应对方法。用“请等一下”来回复对方、却迟迟不再露面；忘记了老人所嘱托的事情；忽视老人的语言；针对老人所讲的话进行说服和辩解；对于老人多次说过的话显出反感的表情；对于老人持有偏见。

（5）使用礼貌用语。“你好”“谢谢”“对不起”之类的礼貌用语。

（6）不要突然触摸对方身体，导致老年人血压升高或跌倒。一定要在对方看得到的地方打招呼和寒暄之后，再去进行护理。

（7）与对方难以沟通时，可以考虑使用头部、心灵、手、眼和全身等多种方法进行交流，还可以利用绘画和卡片等各种道具辅助交流。

（8）老人的称呼。避免生硬的称谓，应使其感到温暖亲切。

（9）面带笑容是护理时的起码要求。

（10）视线要和老人同等高度。对于坐在轮椅或床上的老人，弯下腰与其打招呼是最起码的礼貌。

（11）要留心通过触摸来增进感情，仅仅是拉拉手也可以有效地解除老人的不安和悲伤。

（12）无意中自然地开始对话的方式，老人就会很容易进行交流。

①鼓励进一步沟通的话题

a. 您对这件事的看法如何？为什么您会这样想？

b. 这件事究竟怎么回事？我不太明白，您可否再讲详细点？

c. 非常好的见解，你打算怎么去做呢？

d. 您以前会这样做么？那以后打算怎样去做呢？

e. 您觉得他为何要这样对您？您的感受是什么？

f. 假设我是您女儿，您试着告诉我您想说的话，好吗？

g. 您好像很生气，要不要谈谈究竟怎么回事？

h. 您再多讲一点好吗？……对呀！然后呢？

②应对沟通时的沉默

a. 鼓励的眼神或表示了解的点头或握住老年人的手。

b. 当老年人讲完时，回答“是”“我了解”“还有呢”“恩”“但是”等，等待老年人再说话。

c. 适时重复老年人最后说的话或其中几个字，表示还要继续下去。

③妨碍沟通的应对

a. 劝告或建议式。“我认为你最好先打电话给他”——养成老人依赖他人的习惯。

b. 争论式。“事实明摆在眼前，你还……”——令老年人反弹或不敢说明自己的主张。

c. 说教式。“明理的老年人是不会这样做的”——令老年人感到羞愧、不悦。

d. 分析式。“你就是怕丈夫遗弃你”——令老年人不安、愤怒。

e. 批判式。“你偷吃，所以血糖才这么高”——令老年人自卑、无望。

f. 命令式。“时间到了，快去洗澡”——令老年人抗拒、反弹。

g. 警告式。“再这样吵，就关掉电视”——老年人可能更捣蛋或不合作。

h. 责问式。“你怎么可以不按时服药”——令老年人觉得无能力、不被信任。

i. 转移话题。“没时间了，我要忙别的病人”——令老年人感到被忽略或忧虑。

4. 应付生气的老人

(1)确认沮丧和惧怕的形势：要将自己放到老人的位置来看待，去体验你将会有何感受，什么将威胁着你；

(2)要尊重老人，保持其体面；

(3)回答老人问题要清楚全面，请求护士回答那些你不能回答的问题；

(4)要事先告知老人，告诉老人你将要做什么以及什么时候做；不要让老人长时间等待；

(5)快速回答紧急呼叫，如果你告诉某人你将要为他做某事，那就马上去做；

(6)理解长时间等待的原因，询问老人你是否可以做些什么以使老人更舒适；

(7)要保持平静和专业水准，如果老人向你表示生气或敌意，通常老人不是冲着你，而是其他人或其他情形；

（8）不要与老人生气；

（9）倾听并保持沉默，如果让老人彻底的发泄出生气的情绪，他们也许会感到好些；

（10）要保护自己不受暴力的侵害。

5. 如何与认知障碍的老年人沟通

（1）痴呆引起的沟通症状的定义

①失写症：由于大脑中枢病灶或肌肉共济失调而无法以书写表达。

②失读症：大脑中枢损害而丧失阅读能力，不能读字。

③迂回症：以迂回或间接方式说话；使用过多的词汇表达意见。

④虚谈症、虚构症：借用说谎的表达方式，来取代记忆上的缺失，并深信说谎的内容是正确的。

⑤语无伦次、胡言乱语：说话时使用太多不常用或不熟悉的字眼和意义模糊的词汇。

⑥简语症：说话时仅使用极少的字汇。

⑦用字混乱：对于使用的文字或词汇发生混乱、混淆的现象。

⑧失语症、沉默、缄默症：有意识或无意识的拒绝说话及回答问题。

⑨新语症：自创的文字或对现有文字赋予新义。

⑩乱语症：说话时用字错误或发生文字拼凑现象。

（2）与痴呆老人的沟通

①与认知障碍的老年人沟通前，必须先让他知晓我们的存在。

②口头表达时，要面对老年人，利于他读唇，并加上缓和、明显的肢体动作来有效表达信息。

③如老年人无法用口头表达清楚时，也可鼓励他们以肢体加以表达，以利于双向沟通。

交流的指引

1. 在进入老人房间时要首先介绍自己；

2. 去发觉你的老人比较喜欢称呼的名字；

3. 减少背景的噪音，如有可能关掉电视机、收音机；

4. 引起老人的注意，面对老人，让你的眼睛看着老人（除非有一些文化背景的限制）；

5. 想好你将要说的内容，组织好你的思维；

6. 显示出兴趣；

7. 解释你要实施的程序；

8. 使用非语言的交流，与老人肩膀轻轻接触，一个微笑或握住老人的手；

9. 要有礼貌表示尊敬和体贴；

10. 不要居高临下地与老人交谈；

11. 避免使用多义词；

12. 不要使用俚语，粗俗的词汇，以及使用身体姿势表达；

13. 尽可能地学习老人经常使用的一些新的词汇的意义；

14. 让老人彻底表达完要表达的内容；

15. 表示出你是一个好的听众；

16. 说出你理解老人的意思；

17. 使用正常的音调，不要高声叫喊；

18. 说话速度要慢；

19. 说话要清楚；

20. 使用你，你的老人及老人家人熟悉的词汇；

21. 避免使用技术和医药用语；

22. 尽可能使用较少的词汇表达意思，力求说话的简明；

23. 不要喃喃言语或耳语；

24. 倾听老人的反馈，让老人重复你所说的，从而可以决定你与老人交流的效果；

25. 如果你不理解老人所说的，不要担心，可以说“我不理解你说的是什么”或重复说“您是在与我说……吗”；

26. 运用幽默，创造一个轻松的交流气氛。

二、老年人的心理护理

1. 老年人心理健康的标准

（1）健康的概念。世界卫生组织关于健康的定义是“健康不仅是身体没有疾病或异常，而且要生理、心理及社会各方面都要保持完好状态或最佳状态。”

（2）老年人心理健康的标准

①良好的社会适应能力。

②能耐受外来事物的刺激。对突然的亲人亡故、意外事故能保持理智，对家庭内部的不和睦或在受到一些委屈时，可以保持愉快的心境，坦然面对。

③能保持心理活动适度。应坦然应对周边发生的事，冷静对待出现的困难和遇到的麻烦，而不是手足无措，或者面对别人高兴时，自己却冷眼视之。

④能较快医治心理创伤。人的一生不可避免要经历各种挫折和不公正待遇，这会给人造成心理创伤，健康老年人能逐渐平复。但如果始终耿耿于怀、情绪激动，则表示心理康复能力低，也是心理不健康的表现。

2. 老年人常见的情绪变化及其原因

（1）基本概念

狭义的情绪是指短暂而强烈的具有情境性的情感反应，如喜悦、悲伤、恐惧、愤怒；广义的情绪还应包括情感。

(2)老年人情绪变化的原因

①生理因素：老年人由于脑组织的软化，大脑对情绪、情感的控制力减弱，加之听力、视力的衰退，可能导致老年人情绪变化向两方面发展。一方面对外界事物反应慢、不敏感，表情冷淡、处事冷漠；另一方面可能出现情绪变化快、变化幅度大、易激动、有时情绪不能自控等现象。

②社会因素：离、退休，家庭生活事件(丧偶、子女出国、离异、违法犯罪)、经济问题等都会造成老年人情绪变化，这些问题对老年人的影响常常是深刻持久的，不但会对情绪产生持久而深刻的影响，甚至还会使部分老年人出现性格上的变化或扭曲。

③社会交往与周围环境：老年人由于离退休、家庭成员的变化，而使人际交往面减少；孤独的感受会对老年人的情绪产生不同的影响，加剧烦恼和恐惧的心理状态。此时，如果老年人得不到社会的支持，不能及时排解心理上的压力，会加剧各种情绪的变化；如果社会对老年人的支持力度较大，并经常开展适于老年人参加的活动，会使老年人消除烦恼、解除孤独、减少恐惧，扩大人际交往面，情绪也会逐渐稳定下来并变得愉快。

④残疾因素：患病导致老年人的生活自理能力受到限制时，常使老年人情绪沮丧。不少社会学家在调查中发现，很多老年人对"死"的问题，可能并不害怕，而更多的是惧怕生病和长时间卧床不起，这样会给老年人增加负疚感，认为自己在拖累别人。当然，如果病情较重，或患有不可治愈的疾病时，伴随而来的死亡恐惧会加剧，也会使老年人情绪低落，甚至绝望。

3. 与老年人交往中常见的问题

(1)与老年人交往的特点：老年人经历过多次的社会动荡，使他们对社会生活看法、对人的态度与年轻人不尽相同。因此，两代人之间存在着实际上的"代沟"。

(2)老年人之间交往的特点：老年人更愿意与他们经历相似的同学、同事或多年的邻居交往，有共同的话题，可以交流养生的经验、探讨教育和与子女相处的一些看法，同时也会向老朋友发泄他们心中不满的情绪、宣泄自己的不愉快或在一起聊天、打牌。

（3）交往中常见的问题

①“矛盾的夕阳心态”，他们有丰富的社会生活经验并掌握相当的知识，因此自尊心很强。

②随着社会的进步、知识更新速度的加快，会使老年人产生自卑心理，同时又认为自己的看法正确，所以在人际交往中容易固执己见。

③老年人对社会发展的现状既满意又不满意。对自己生活的改善有肯定的看法，同时对社会上一些不尽人意的地方大多心存不满，而当这种不满无法发泄的时候，很容易唠叨，以此宣泄自己的不愉快。

④对自己的子女、既想依赖又想独立。当身体状况较好时，想“独立”的念头比较多，一旦生病，处于生活不能自理状态下又必须依赖子女。这种矛盾的心理常常导致老年人烦恼增加，与子女相处不和谐。特别是原来与子女分开居住的，当身体不好时，很想搬到子女居住地共同生活，一旦病情好转，立即就想分开居住。这样会使部分子女感到老人不好伺候，彼此容易造成隔阂或分歧。

⑤年轻人对此应充分理解老年人，养老护理师在工作中，要尊重老年人的看法。如果老年人因某些问题想不通时，应让他们尽可能地宣泄出来，以减轻他们的心理负担和压力。

4. 与老人交流的注意事项

（1）和老人进行有效交流的必要因素

①你必须要视老人为一个正常人那样理解和尊重他们。

②你必须超越疾病的角度来看待老人，老人是一个有身体、有心理、有社会和精神的人。

③你需要认识和尊重老人权利。

④你必须要完全理解老人因健康问题和病因而造成的沮丧。

⑤你必须要接受和尊重宗教和文化。

(2)在你与老人交流时

①使用你和老人有着相同理解和意义的词汇。

②避免使用医疗专业术语和其他老人不熟悉的词汇。

③给予特别和实际的信息。

④要简短和准确。

(3)有效交流的技巧

①听:面对老人;要与老人有好的目光接触;身体要略向老人倾斜,要点你的头,表示你明白,重复老人所说的并提出问题,避免交流障碍面对老人。

②释义:就是以自己的语言重新表述他人说话的意见。

③直接问题:是关注于特别的信息。

④不封口的问题:是引导或邀请她人来分享思想、感觉和主意。

⑤确认:是让你确认你是否理解的谈话的内容。

⑥关注:是专门处理特别的话题。

⑦沉默:是一种非常有效交流方法,特别是悲伤的时候,你没有必要说什么。

⑧交流障碍 :是阻止信息的发送和接受,你必须要避免下列的障碍。

a. 使用不熟悉的语言。

b. 文化背景的不同。

c. 改变主题。

d. 提出你的建议。

e. 当对方沉默时你说的太多。

f. 不愿意听。

g. 给一个暧昧的回答“不必担心”“一切正常”和“你的医生是最好的”这些回答会使老人感到你在愚弄他们的关注感觉。

h. 疾病。

第十七章

急救常识

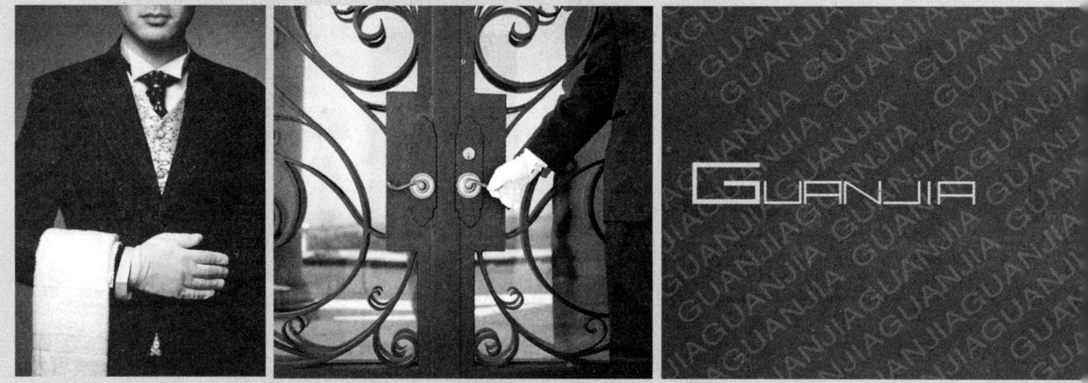
GUANJIA

一、紧急处置时护理要点

1. 护理的要领和注意事项

(1)沉着冷静是最为重要的。

(2)老人在痛苦和烦躁的时候,要鼓励对方说“没关系,很快会好起来的”,从而消除其不安。

(3)如当时家属在旁边时,叫救护车、与主治医生联系等事情可请家属协助。

(4)没有医生的指示,决不能给对方用药。

2. 缓解痛苦的姿势

在医生和救护车到来之前,询问本人的感觉,采取尽可能减少痛苦的姿势。例:

(1)心脏发病或呼吸困难时,上半身稍稍抬高。

(2)腹痛时,宽松衣服。

(3)意识丧失时,恢复体位,采取不导致窒息的体位。保持原体位,使头部稍稍向后弯曲,下巴前伸,可能的话,采取向左右一侧侧躺的体位。

3. 疼痛的护理措施(提升舒适感和减轻疼痛的护理措施)

(1)老人处于良好的身体姿势,使用枕头作为支撑;

(2)保持床单的平整,不要起皱;

(3)确认老人不是躺在一个湿的表面上;

(4)支持老人上厕所,提供尿盆或便盆;

(5)提供毛毯以保持身体的温暖,防止着凉;

(6)运用正确的提升、转运和翻转程序;

(7)在服用止痛药物后的半小时进行护理程序;

(8)给予背部的按摩;

(9)播放轻柔的音乐使老人平静;

(10)使用触摸的方式使老人舒服;

(11)如果老人要求,允许老人家人或朋友在老人床边;

(12)不要突然或不和谐的移动床;

(13)轻柔地抓住老人;

(14)如果老人正在接受强疼痛药物或镇静剂时要实施必要的安全措施;

(15)保持床处于低的位置;

(16)提供一个平和安静和较暗的环境;

(17)依据护士的指示运用热或冷的设施;

(18)依据护理计划将床护栏升起;

(19)每 10 ~ 15 分钟检查一次老人。

二、骨折的处置

(1)老人若为老年人,因骨质脆弱,外力也可能导致骨折。作为骨折本身,即使是开放性骨折,也不会危及生命,无需慌张,应沉着地进行处置。即便只有一点骨折的可能性,也应进行骨折的处置。

(2)观察:对方意识清晰的时候,要询问以下情况。

①受伤的状况(在哪里、受到了怎样的撞击);

②是否感觉到骨折的声音;

③疼痛的部位(什么地方疼);

④发病部位自己是否能够活动;

⑤观察与健康一侧相比是否有以下变化,是否有两处以上的骨折、并注意观察全身(肿 、变形、皮肤变色、触摸时的剧痛)。

(3)皮下骨折的处置

①使全身和骨折部分静躺不动。搬运距离短也不要随便移动,必要时固定之后再移动。

②固定骨折部分。为了观察骨折手足的末梢状况,要脱掉手套和鞋袜等。

③固定后,为了防止肿胀,尽可能抬高骨折部位。

④上下肢弯曲严重时,搬运虽然很困难,但由于强行恢复正常姿势会使骨折尖端损伤神经或血管,因此应保持当时的姿势状态,固定之后再搬运到医疗机构。

⑤体位要采取最轻松的姿势。

⑥全身用毛毯等包住,进行保暖。

(4)开放性骨折的处置

开放性骨折除了与皮下骨折相同的处置外,还要进行如下处置:

①止血,处置完伤口再进行固定;

②不能将骨折端向原方向搬动;

③要脱掉紧裹骨折部位的衣服,无法脱掉时,就把衣服剪开到伤口部分。

三、癫痫发病时的处置

癫痫是指发病时引发的大脑功能障碍,障碍的不同部位可导致意识障碍、痉挛或其他多种症状的疾病。

(1)解开衣服扣子,从而使本人呼吸舒畅;

(2)如果分泌物或呕吐物有窒息的可能,则使对方采取侧躺姿势;

(3)发病时,在槽牙之间不能放筷子、毛巾等物,否则会弄伤舌头和口腔,或使舌头堵住喉咙而引起呼吸困难;

(4)发病时,大多数会因跌倒而使身体造成强烈碰撞,要对全身、特别是头部进行认真检查;

(5)最基本的要领是不要惊慌失措,而是要冷静地等待恢复。

四、眼睛进了异物的处置

(1)由于有弄伤角膜的危险,要防止对方揉眼睛,异物有时会和眼泪一同流出;

(2)上眼皮里面进异物时,要告诉对方向下看,然后把上眼皮向上翻;下眼皮里面进异物时,就用手指把下眼皮向下拉,然后用清洁手绢或纱布把异物擦掉;

(3)角膜进了异物时,眨眼 2 ~ 3 次,使异物移动到结膜(眼白)上之后再去掉。

五、发高烧(40 度左右)的处置

(1)观察脸色和手脚的颜色,确认有无咽喉的红肿(肿胀)、呕吐、腹泻、痉挛、咳嗽、喘鸣、发疹和疼痛等;

(2)呼吸急促、手脚颜色不好时可考虑为重病,立即与医生联系;

(3)解热镇痛药要遵循医生的指导;

(4)静躺休息,把冰枕和冰袋放在头部或腋下冷却(若本人反对,可不必勉强);

(5)充分补充水分。

六、吐血或便血的处置

(1)吐血时为了防止窒息,应去掉枕头侧躺;

(2)吐血时,在胃部轻放冰囊;

(3)出现出冷汗、唇色异常、手脚冰凉且意识模糊不清等休克状态时,要把脚部稍稍抬高;

(4)保持绝对安静,不予进食,然后与医生取得联系。

七、流鼻血的处置

(1)使头部向前伸、脸朝下,若不能起床时,把脸朝向侧面,出鼻血的一侧向下,枕头放到水平或偏低;

(2)颈部若有系紧的东西,将其放松;

(3)告诉对方不要讲话;

(4)用食指压迫鼻翼;

(5)用纱布轻轻塞入鼻孔(不要塞手纸和棉花);

(6)用冷毛巾或冰囊在鼻子上冷敷，效果会更好。

八、外伤出血的处置

抬高受伤肢体。当老人不慎受伤出血时，应立即进行止血急救。如果是四肢小动脉出血，血液呈鲜红色，流速快；若是小静脉出血，血液呈暗红色。应把老人的伤肢抬高，可以降低出血部位的压力从而减少局部出血。

1. 指压止血法

指压止血法是用手将伤口近心端的动脉压向深部的骨骼，用以阻断血流，从而达到临时止血的作用。

(1)当后头部出血时，可按压耳后突起下面稍外的耳后动脉；

(2)当前头部出血时，可用拇指压迫耳屏前方对着下颌关节部位的颞浅动脉；

(3)当颜面部出血时，可用手指按压下颌骨角前方1.2厘米处的颜面动脉；

(4)当手掌手背出血时，用两手拇指分别压在腕部的尺(小指侧)、挠(拇指侧)动脉上；

(5)当上肢出血时，在上臂的内侧肱动脉搏动的明显处，用拇指将肱动脉压向肱骨或对老人做上臂的指压法；

(6)当小腿出血时，按压腘窝中部的腘动脉；

(7)手指出血止血法：手指出血时，可用健手指从两侧(不是上下)紧紧压住伤指的根部；

(8)足出血止血法：脚出血时，在踝关节下方的足背动脉处和内踝稍后的胫动脉处，摸到动脉搏动时，分别用双手拇指按压之；

(9)手指压迫止血法：①颜面动脉的指压法；②颞浅动脉的指压法；③颈总动脉的指压法；④锁骨下动脉的指压法；⑤大腿股动脉指压法。

2. 屈肢止血法

前臂或小腿出血时，可在肘窝或腘窝处放一棉垫，前臂或小腿极度屈曲夹住。然后将前臂与上臂或大腿用伸缩绷带作“8”字形包扎。

3. 加压包扎止血法

在老人的伤口处覆盖消毒敷料或干净的手绢。用力加压包扎，以能阻止静脉血回流、而动脉血依然流动为度。

4. 止血带止血法

(1)常用的方法有：橡皮止血带止血法，此种方法是临时止血的一种措施。

(2)先将伤肢抬高 2～3 分钟，使静脉回流，然后在大腿或在上臂的上 1/3 处结扎。结扎前要用敷料、棉花或手巾等物垫于结扎处，再使用止血带，防止止血带直接勒在皮肤上，引起组织坏死。

(3)止血带的松紧度，要以出血停止和摸不到远端的动脉搏动为准。

(4)用上止血带后应立即作记录：注明时间，每隔 15～30 分钟放松一次，每次约 1～3分钟，以免引起组织坏死，第二次安放止血带时可略向远端移动。

(5)转送老人的途中应有专人护送，并负责按时松解和上紧止血带。

九、外伤急救护送法

1. 目的

老人摔倒后常出现身体损伤，甚至发生骨折，除了在现场做简单应急处理外，还应尽快地与急救站取得联系，转送医院救治，使老人能尽早得到有效治疗。在搬运转送老人的途中，动作要轻而敏捷、快而平稳，并要注意止痛、保暖，避免病情加重。

2. 准备

(1)养老护理员：着装整洁。

(2)物品：根据老人的伤势准备担架、木板、颈托或枕头、棉垫、被褥等或就地取材、护送老人的车辆。

3. 操作流程

首先判断老人的伤情

↓

怀疑骨折时将老人置合适的体位

↓

拨打 120,999

↓

根据不同伤情护送老人到医院

(1)怀疑颅脑受伤

应使老人头偏向健侧

↓

救护者随时测量病人的呼吸、脉搏、血压等生命体征

↓

护送老人到医院救治

(2)怀疑有颈椎受伤

用硬木板或担架运送

↓

由 3 ~4 人一起将老人平稳地移动至担架上(移动时要使头部始终保持与躯干长轴一致,并随躯干相应转动,以防颈椎过伸、过屈和旋转,要维持颈部不动)

↓

老人去枕平卧

↓

头颈两侧用软枕或颈托垫好(防止在搬运过程中发生旋转活动)

↓

盖好被辱

↓

护送老人到医院救治(运转过程中,一人专管保护老人头颈部的固定)

(3)怀疑有脊柱骨折(采取"特殊方式"搬运)

需要2~3人将老人平托于木板床或担架上（移动过程中，一人拖住肩胛部，一人扶住腰和臀部，另一人扶住双下肢使其伸直且并拢）

↓

采取仰卧位（搬动时要保持老人脊柱平直，禁止弯腰）

↓

用三角巾或布带等物将老人绑在担架上（防止移动）

↓

盖好被辱

↓

运送老人到医院救治

（4）怀疑有四肢骨折

首先应将骨折的肢体固定（护送途中避免骨折的肢体移位、损伤血管及神经）

↓

护送老人到医院救治

（5）怀疑有骨盆骨折

老人取仰卧位

↓

将老人两髋部、膝关节半屈曲

↓

膝关节下垫以背包或衣服卷

↓

两下肢略外展（可减轻疼痛）

↓

护送老人到医院救治

4. 注意事项

（1）救护时要注意保暖，若老人受寒会导致病情加重。在运送途中，可用毛毯、浴巾或其他保暖物品盖好老人身体，尤其是在气温寒冷时更应注意保暖；若用热水袋、电热毯等物时，要防止老人烫伤。保暖要适宜，不应过之。避免使老人过度受热而流汗。

(2)当外伤出血时,局部包扎止血后,应将出血的部位放置于心脏水平以上。

(3)头面部有出血但无休克表现时,可采取坐位护送,若有休克时,应采取头低脚高位护送。

(4)四肢出血者,护送时应将伤肢垫高,而且要高于心脏水平。

(5)怀疑有颈椎受伤时,首先要有专人牵引,固定头部,用硬木板运送,将颈部用颈托或沙枕固定,肩部略抬高,防止头部扭动和前屈,以免骨折端压迫脊髓而引起截瘫。

(6)可疑脊柱骨折者,护送时必须将伤者置于硬木板上,保持脊柱的平直,严禁抱头、抱脚等不合理的动作,也不可采用拉车式搬运法(即一人抱胸,一个人抬腿式的方法),因为这样可能导致或加重脊髓损伤。

十、烧、烫伤急救法

1.烧烫伤应急处置的原则

立即用清洁的冷水冷却,不要直接用冷水管冲,用冷水冷却到疼痛消失为止,冷却时注意不要使体温降低。不能涂抹消毒药、软膏、油和酱油等。

(1)1度烧伤

①外观和症状:皮肤的颜色发红、有疼痛与火辣辣的感觉。

②处置:敷上干净毛巾,至疼痛消失为止用水管中的冷水进行冷却。

(2)2度烧伤

①外观和症状:皮肤稍稍红肿,并有水泡出现;痛感强、有灼热感,烧伤度加深,会使皮肤的痛感变得迟钝。

②处置:同3度烧伤。

(3)3度烧伤

①外观和症状:皮肤干燥、变硬、失去弹力,脸色苍白,并有烧焦的地方,皮肤痛感丧失。

②处置:敷上干毛巾,至疼痛消失为止用水管中的冷水进行冷却。即使出现水泡也不要挤破,敷上消毒纱布进行冷却,然后去医院接受医生的诊断和治疗。

2.烧烫伤急救

(1)目的:使身体遭受烧(烫)伤的老人得以及时的救治,以减轻痛苦,维护生命。导致烧烫伤常见原因有火焰、沸水、蒸汽、热油、触电、强酸强碱等。

(2)准备

①养老护理员:着装整洁,洗手。

②物品:干净的敷料、流动水。

(3)操作流程:根据烧伤的原因和烧伤面积及老人的状态进行急救处理。

①火焰烧伤

迅速脱离火源

↓

身体自行滚动灭火

↓

查看伤情

↓

对无伤口只有皮肤发红的轻伤,将烧伤部位浸于冷水中
或用冰水敷于伤处,降温20分钟(有减轻组织损伤和镇痛的作用)

↓

晾干伤处

②沸水、蒸汽、热油烫伤

查看伤情

↓

将烫伤部位浸于冷水中或用冰水敷于伤处,降温20分钟

↓

对有水泡的伤口,若水泡未破,将伤处晾干,轻涂烫伤止痛膏

↓

保护创面不污染

③化学物质引起的烧伤

脱去衣物

↓

用流动水冲洗创面

↓

用消毒敷料包扎

↓

必要时服用镇痛剂止痛，经初步处理后视伤情立即将老人送往医院

（大面积和深度烧伤立即转送医院救治）

3. 注意事项

（1）在火场现场救护时，首先要迅速脱离火源，消除致伤原因，切勿跑动、哭叫等，以防呼吸道被烧伤。

（2）保持创面的清洁，创面上禁忌涂油类或有色药物（如紫药水等），也不可乱涂酱油、黄酱等物。尽量不弄破水泡，防止感染。

（3）将老人运送医院的过程中，动作要轻、平稳，并注意保暖，头面部受伤者和重伤员要注意保持呼吸道的通常。

（4）烧伤的严重程度取决于损伤的深度和面积，严重的烧伤能引起全身各系统复杂的病理生理变化，若抢救不及时将会危及伤员的生命安全。

热水袋使用法

1. 目的

为老人保暖或作热敷。

2. 准备

（1）养老护理员：着装整洁，洗净双手。检查热水袋是否完好无损。

（2）物品：备好热水袋（无破损、不漏水）、布套、50～55 ℃热水。

3. 操作流程

一手持热水袋口的边缘

↓

另一手将热水灌入 1/2 或 2/3 满

↓

将热水袋放平,排尽袋内气体

↓

拧紧袋口塞子

↓

擦干热水袋表面的水渍

↓

将热水袋倒提检查有无漏水

↓

确定无漏水装入布套

↓

将热水袋拿至老人的床旁

↓

向老人解释后将热水袋放于所需的部位

(根据老人的要求可放于老人的足下或身旁,但不可直接接触皮肤)

↓

为老人整理好盖被

↓

洗手

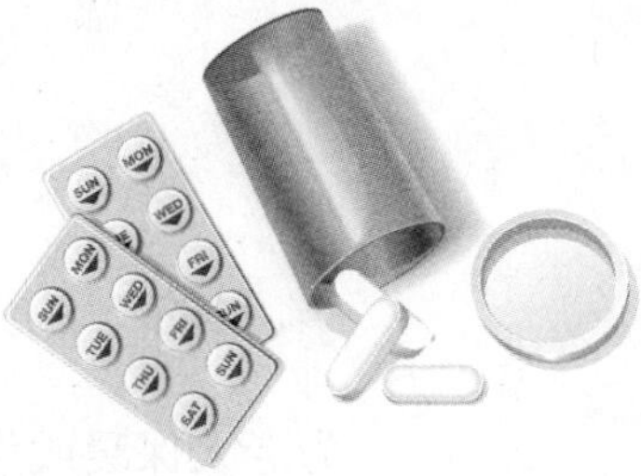

停止使用时

先将水倒掉

↓

开口倒挂晾干

↓

吹气入袋内

↓

旋紧袋口塞子

↓

放阴凉处保存

↓

布套清洗干净保存

4.注意事项

（1）热水袋的温度不宜过高，以50°C左右为宜，使用中应经常注意观察和询问老人热水袋的温度，及时更换热水，并认真交接班，预防烫伤。

（2）使用前要认真检查热水袋是否完好无损，有无漏水，以免发生烫伤。

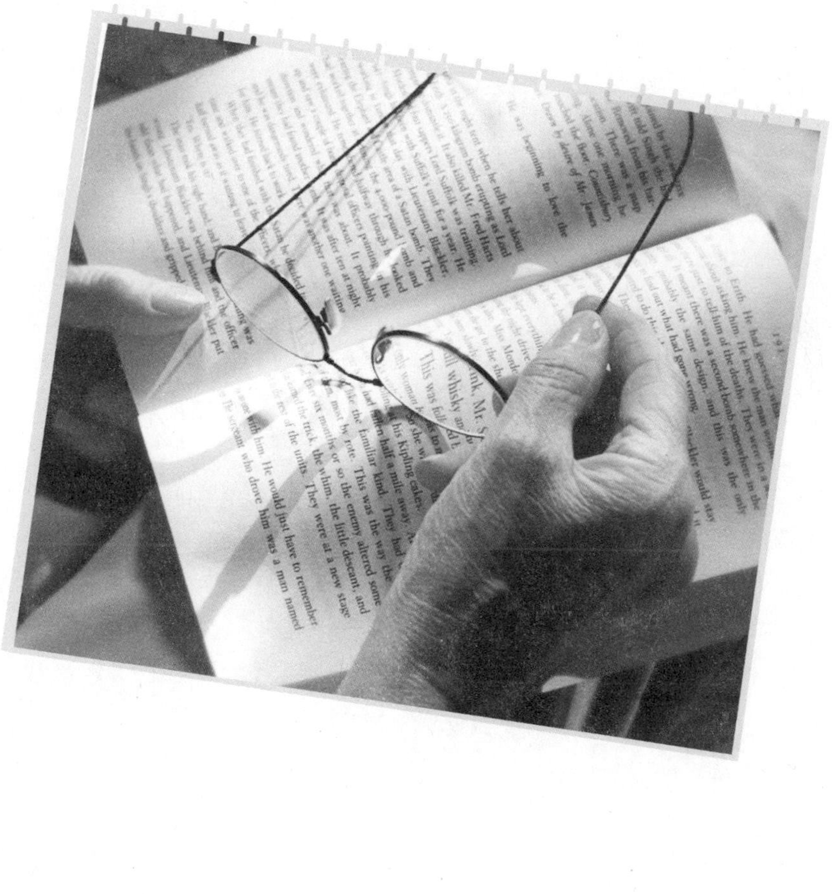

第十八章

临终关怀与护理

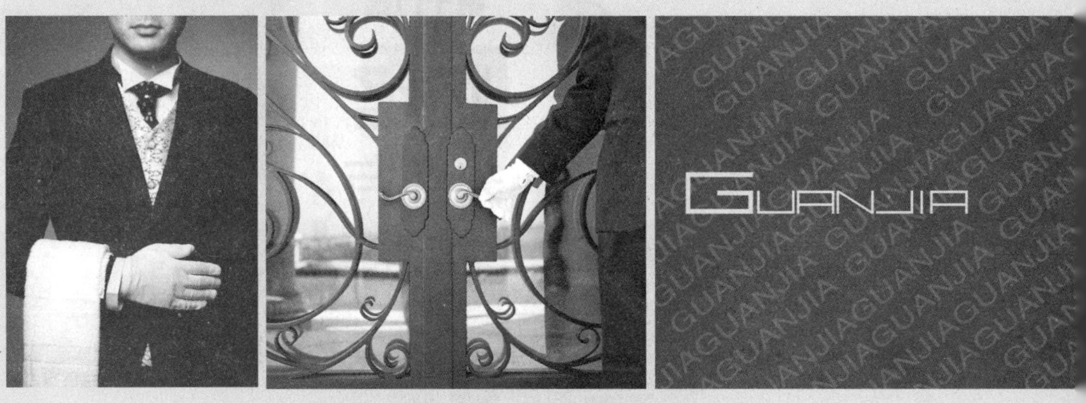
GUANJIA

一、老年人的临终关怀

1. 临终关怀的概念

临终关怀又称善终服务，是向临终老年人及家属提供一种全面的医疗与护理。宗旨是要帮助临终老人了解死亡是生命过程的一部分，应坦然面对和接纳死亡；以同情心对待临终老人；以必要的手段减轻临终老人的痛苦，包括生理和心理方面的痛苦；尊重临终老人的权利，维护他们的生命尊严；并为临终老人的家庭成员提供帮助和支持。

2. 临终关怀的对象

临终关怀的服务对象是那些确实无法医治的濒死的临终老年人，主要是以下两种：

（1）濒危老年人是指癌症病人或某些生命预期在3个月以内的绝症病人。

（2）高龄老人是指生命接近终点的高龄老年人，在弥留之际需要得到临终关怀。

3. 临终关怀的内容

临终关怀的主要内容是关怀，包括精心护理、最大限度的消除痛苦、稳定情绪、给予精神上和道义上的安慰，使临终者感到亲切、宁静，实现“善终”或“优死”，以体现老年人临终阶段生命质量的提高。具体包括：

（1）死亡教育：即帮助老年人接受死亡的事实。死亡教育是实施临终关怀的一项重要内容。

人对待死亡的心理过程一般划分为五个阶段：否认期、愤怒期、协议期、抑郁期、接受期。当然，濒死者未必都按这个顺序发展，往往是接受－否认－再接受－再否认，不断反复直至最后接受。濒死者具有复杂的心理状态，要教育老年人和家属充分认识到生、老、病、死的自然规律,使老年人能安然地面对死亡,使家属能较为平静而理智地接受亲人即将死去的现实。

(2)尊重与关怀:对临终老年人或临终老人,护理人员要给予极大的尊重和高度的同情。尊重临终者就是尊重生命,就是对整个生命价值的肯定。对大脑清醒的老年人应帮助其回忆往事,追忆过去美好的事情和其对社会所做的贡献,以便使其在精神上得到安慰和满足。尊重生命就是要做到只要临终者生命延长一天,护理人员就要满腔热情地为其提供全方位的服务。

(3)全面照料:包括医疗、心理、生活等方面的护理。对有痛苦的临终病人要前方百计地控制症状,减轻或消除其痛苦。室内的环境、光线、温度等对临终病人的心理影响至关重要。因此,要为临终老年人在生命的晚期提供一个温馨、舒适、安详的环境,以帮助其消除恐惧心理,心坦然地面对现实。

(4)临终关怀的原则

①护理为主:对临终老年人或生命晚期的老年人来说,临床治疗已不重要,重要的是全面护理,以使老年人在躯体和心理方面得到最大程度的舒适。

②适度治疗:从我国的国情和传统习惯出发,对临终老年人进行适度治疗是必须的。适度治疗有些属于安慰性治疗,可使被疾病折磨和痛苦的老年人减轻痛苦,同时对老年人家属和亲人也是一种心理满足和安慰。

③注重心理护理:临终老年人心理是极其复杂的,大致分五个阶段:否认、愤怒、协议、抑郁、接受期。老年人和护士应按照每个阶段的核心问题开展针对性心理护理。临终老年人心理状态还与社会地位、经济状况、职业、年龄、文化程度、宗教信仰等因素有关。因此,应根据临终老年人的具体情况,采用适当方法进行心理治疗和护理。

④整体服务:对临终老年人实行整体服务符合社会发展和家属等诸多方面的需要。整体服务包括对临终老年人实行不间断的医疗、护理和生活照料,对临终老年人家属的关心和安抚,为临终老年人死后提供一定的善后服务等。

⑤安乐死问题:安乐死涉及社会经济、伦理道德、传统习俗、哲学法律、宗教信仰、人的价值等一系列问题,我国尚未立法。

二、老年人的临终护理

1.临终护理的概念

是指对已失去治愈希望的老年病人在生命即将结束时所实施的一种积极的身心整体护理,是临终关怀的重要组成部分。其护理目的是提供精心照料,尽最大努力减轻病人痛苦,缓和对死亡的恐惧与不安,提高尚存的生命质量,维护人的尊严,使老年人安宁、平静地度过人生的最后旅程。

2.临终护理特点

对老年人采取的医疗护理措施,从以治疗为目的转变为以对症处理为主要目的。护理人员及老年人的亲属更应注重改善老年人出现的各种症状及痛苦反应。特别对待晚期的危重老年人,要尽力解除老年人的痛苦,提高他们尚存的生活质量,这便充分体现了医疗护理工作中的人道主义,表现出医学科学中的人文价值,反映出护理工作者职业的高尚性。

3.临终老年人的需求

(1)机体需求:希望环境安静、整洁、被褥干净、身体清洁;更希望能减轻身体上的痛苦,可以入睡等。

(2)心理需求:希望护理人员与自己交谈,了解自己的状况;请求尊重和保留一些生活习惯和方式;有选择死亡的权利等。

(3)社会需求:临终老年人面对死亡的来临,经受着肉体、精神上的痛苦和折磨,十分渴望得到关心和安慰,得到感情上的支持和帮助。大多数临终老年人希望自己的家属时刻守护在自己的身旁。

三、临终老年人的生理变化与护理

1. 临终老年人的生理变化

（1）肌张力丧失：表现为大小便失禁、吞咽困难；无法维持良好、舒适的功能体位；软弱无力；脸部外观改变（嘴唇、面颊松弛）；身体活动消失。

（2）胃肠道蠕动逐渐减弱，表现为恶心、呕吐、食欲不振；腹胀；脱水、口干。

（3）循环功能减退：表现为皮肤苍白、湿冷、大量出汗、发绀；脉搏快而弱，不规则至测不出，心尖搏动常为最后消失；血压逐渐降低甚至测不到。

（4）呼吸困难：表现为呼吸频率变快或变慢，呼吸深度变深或变浅，出现鼻翼扇动、潮式呼吸等，最终呼吸停止。

（5）感觉与知觉改变：表现为视觉模糊、眼睛干燥，分泌物增多。听觉常为最后消失。意识程度改变，出现意识模糊、昏睡、昏迷等。

（6）临近死亡的体征

①各种反射逐渐消失；

②肌张力减退、丧失；

③脉搏快而弱；

④血压降低；

⑤呼吸急促、困难、出现潮式呼吸；

⑥皮肤湿冷；

⑦通常呼吸先停止，随后心跳停止。

2. 护理措施

（1）疼痛的控制：护士要注意对临终病人疼痛的程度、部位、性质及并发症等有细致的了解，做到准确、及时给药，严密观察病情变化，及时发现和协助处理不适症状，预防并发症的发生。

（2）增加肌张力：大小便失禁者，注意会阴、肛门附近皮肤的清洁、干燥，必要时留置导尿。床单保持清洁、干燥、平整、无碎屑，协助翻身，避免长期受压，以防生成褥疮。

（3）增进食欲，加强营养：注意食物的色、香、味，少量多餐，以减轻恶心、增进食欲。给予流质或半流质饮食，便于老年人吞咽。必要时可采取鼻饲法或完全胃肠外营养，保证老年人营养供给。做好口腔护理，可在晨起、餐后、睡前协助老年人漱口，保持口腔清洁卫生。

（4）改善血液循环：观察体温、脉搏、呼吸、血压、皮肤色泽、温度等。老年人四肢冰冷不适时，应加强保暖，必要时给予热水袋。

（5）改善呼吸功能：神志清醒者，采用半卧位，扩大胸腔容量，改善呼吸困难。昏迷者，宜采用仰卧位，头侧向一边或侧卧位，以利于呼吸道分泌物流出。必要时使用吸引器吸出痰液，保持呼吸道通畅。

（6）创造适宜的生活环境：可使老年人在临终前减少病痛带来的厌倦和恐惧。

四、临终老年人的心理变化和护理

1.临终老年人的心理变化

（1）否认期：不承认自己患了绝症或病情严重，对可能发生的严重后果缺乏思想准备，总希望有治疗的奇迹出现以挽救生命。有的老年病人不但否认自己病情恶化的事实，而且还谈论病愈后的设想和打算，是企图逃避现实的表现。

（2）愤怒期：渡过了否认期，老年病人知道生命岌岌可危，但又禁不住生气愤怒，这种致命的疾病为什么偏偏落在自己身上，认为命运对自己不公平，甚至敌视周围的人，或拿家属和护理人员出气，借以发泄自己对疾病的反抗情绪。

（3）协议期：老年病人在愤怒中逐渐意识到死亡的不可抗拒，一点点地接受了濒死的现实，由愤怒期转入妥协期，心理状态显得平静、友善、沉默寡言，积极配合治疗，希望能延缓死亡的时间。

(4)抑郁期：老年病人已知自己生命垂危，表现出极度的伤感，并开始安排后事，留下遗言。大多数老年人在这个时候不愿多说话，但又不愿孤独，希望多见亲戚朋友，愿得到更多人的同情和关心。

(5)接受期：这是生命垂危老年病人的最后阶段，老年病人心理十分平静，对死亡已有准备，有的也因疼痛难忍希望尽快死亡。

2. 护理措施

(1)满足老年病人的心理需求：病人进入临终期时，恐惧、孤独、消极、自卑、压抑等心理一并袭来，使临终病人很难承受。护理人员要充分尊重和理解病人，争取获得临终老年人的充分信任，帮助其正确看待生与死，使临终老年人能坦然地面对死亡，并尽可能地满足病人的各种心理需求。

(2)否认期的护理：护理人员要有真诚、忠实的态度，不要揭穿老年人的防卫机制，也不要欺骗老年人，坦诚温和地回答老年人对病情的询问。经常陪伴在老年人身旁，注意非言语的交流。

(3)愤怒期的护理：护理人员应将老年人的发怒看成是一种正常的情绪反应，应认真倾听老年人的心理感受，允许老年人的发怒、抱怨、不合作行为，注意预防意外事件的发生。

(4)协议期的护理：处于这一时期的老年人对治疗是有利的，因为抱有希望，认为通过自己的合作、友善的态度可延长生命。护理人员应多给予指导和关心，尽量减少痛苦，并鼓励其说出内心的感受，尊重老年人的信仰，减轻压力。

(5)抑郁期的护理：允许老年人表示忧伤、哭泣的情感，满足老年人的合理要求，注意预防老年人的自杀倾向。若老年人因心情忧郁忽视个人清洁卫生，护理人员应协助和鼓励病人保持身体的清洁、舒适。

(6)接受期的护理：尊重老年人，不要强迫与其交谈，给予临终老年人一个安静、明亮、独立的环境，减少外界的干扰。继续维持对老年人的关心、支持，让其安详平静地离开人间。

五、尸体料理法

1.目的

使尸体清洁无渗液，姿势良好和易于辨认。

2.准备

(1)养老护理员：着装整洁，穿隔离衣，戴口罩。

(2)物品：老人的尸衣、裤、袜、鞋(尸袍)、尸单、尸体识别卡三张、血管钳、剪刀、绷带、不脱脂棉花适量，擦洗用品，必要时准备手套等。

3.操作流程

医生开具死亡诊断书后，填写尸体识别卡三张

↓

将用物携至床旁

↓

劝慰家属暂时离开房间，家属不在者应尽快通知

↓

将床放平使尸体仰卧，头下垫一枕头

↓

将死者的手臂放于身体两侧

↓

为死者洗净面部并闭合双眼(不能闭合着可用按摩或湿敷的方法使其闭合)

↓

安装假牙后闭合口腔（不能闭合者可轻柔下颌或用绷带将下颌托起，在头上打结固定）

↓

梳理头发

↓

脱去衣裤

↓

依次擦洗上肢、胸部、腹部、背部、臀及下肢（有污迹处应擦洗干净）

↓

手持血管钳夹取不脱脂棉适量填塞口腔、鼻孔、耳孔、阴道、肛门等孔道（棉花不可外露）

↓

穿上尸衣、裤、袜、鞋或尸袍

↓

一张尸体识别卡系与死者手腕上

↓

撤去床上被单

↓

将尸单斜放于平车上

↓

抬尸体于平车尸单上

↓

用尸单遮盖尸体脚和头部

↓

两侧尸单向上整齐地包裹尸体

↓

胸、腰部及踝部用绷带固定

↓

第二张尸体识别卡系于腰部尸单上

↓

盖上大单

↓

平车推送尸体至太平间

↓

第三张尸体识别卡放于停尸抽屉上

↓

清点死者的用品并交有关的领导和家属

↓

居室及用品进行终末消毒

↓

洗手

4.注意事项

(1)尸体料理应在死亡后尽快进行,以防僵硬;

(2)操作中应尊重死者,态度要严肃、认真,尽量满足家属的要求;

(3)注意维护尸体隐私,不可过度暴露遗体;

(4)操作时要注意环境的隐蔽,以免对其他老人造成不良刺激;

(5)操作结束应及时更换工作服,减少污染。

第十九章

职业安全

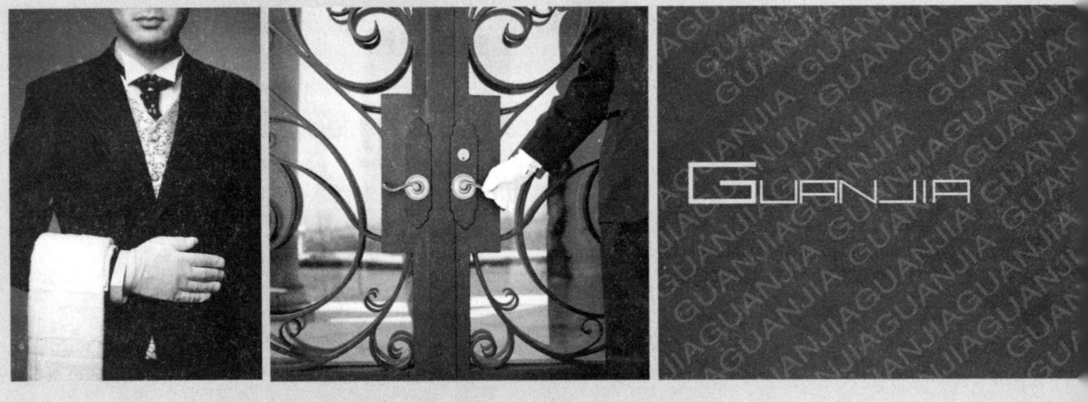
GUANJIA

安全急救号码：

危重病人　120　999

违法事件　110

发生火情　119

交通事故　122

拨通电话后，一定要把以下情况说清楚：姓名、电话号码、大致情况、具体地点和附近的明显标志等。待接听者告诉可以挂电话时，再挂断电话。

注意：安全急救号码可在投币、磁卡电话上无偿使用，手机拨打外地的号码需加区号 010～110，简明扼要地将地点、时间、目前状况讲清楚，但注意不要夸大。

一、老年人的安全管理

1. 老年人日常起居安全

(1)老人饮食安全：少吃干硬、黏滞食物，食物应为软状。不宜一次进食过多的水果，少吃多餐；给予清淡、低脂肪、粗纤维的食物。

(2)老人的饮水安全：行动不方便的老年人不敢喝水，以致血液浓缩，诱发心脑血管疾病。清晨及午睡后饮一杯温开水是十分有益的。夜间在临睡前预备一杯水，夜间起床排尿后适量饮水 100～150 毫升，不会增加夜尿次数，对防止凌晨血液过分黏稠很有好处。

(3)老人进食方法的安全：细嚼慢咽，不可大口吞咽，少说话，多喝水，防止食物噎在咽喉部或吸入气管而引起窒息。少食多餐，合口味也不要吃得太饱。卧位时，头稍抬高，面向侧面，有毯子或枕头支撑背部使其舒适。进食后右侧卧位，食物易从胃流向十二指肠。面瘫老人，头偏向健侧，以减少食物外流或口腔内残留。

(4)老人饮食卫生的安全:要非常注重饮食卫生,多补充汤水,平时多饮点水。饮食以清淡、易消化、富有营养为主。食品和非食品、药品分开放置,保持固定位置,形成习惯。

(5)晚上起夜的安全:房间内微弱的光线;卫生间地面应平整、清洁、干燥、防滑、无积水,座式便器,扶手;走廊、卫生间、楼梯及拐角等处无障碍物,保持亮度;创造无障碍设施,利用轮椅、拐杖等辅助行动。

(6)坠床的防护:床铺不宜太软,要易于翻身和移动体位,必要时加床档。对于躁动的老人,必要时实施躯体约束,在手活动可及的范围内不能放置任何物品。

(7)活动不便老人的安全防护:老人服饰不可过大或瘦小,裤腿肥大,走路易绊倒;鞋以平底布鞋为好,轻便、利于行走,可减少意外。保证老人居室光线充足但又要柔和;尽量消除噪声。

(8)慢性病老人的安全防护:活动时,由卧位→坐位→站位→行走等体位改变时,动作缓慢,每一动作后稍停片刻,防止眩晕和不稳定。醒后不宜立即起床,先在床上活动一下手脚,以使血压稍升高些。夜尿次数多的老人,应把便器置于床边伸手可及之处。睡前服过安眠药者,醒后应短时睁眼静卧,对四周环境或灯光有一适应过程后,再改变体位。

(9)老人跌倒的救护:最好不要先扶起脑血管破裂出血的老人,假如立即扶起,会加重出血症状。脑供血不足引起的晕厥,应使其平卧,以利于改善脑供血。如发生骨折或脱臼,不当的搀扶会加剧损伤,尤其是脊椎骨折的病人。如伤及脊髓神经,可引起瘫痪。要先观察跌倒者的表情、神态,如神智清醒,可询问摔倒的原因,然后给予帮助。碰到昏迷或有语言障碍的病人,应立即拨打急救电话。碰到呕吐者,应将其头部转向一边,以防呕吐物返流入呼吸道引起窒息。搬动时,动作宜缓慢、平衡,最好让其保持平整位。

(10)预防老人触电的措施:老人的房间禁止使用电热毯、电炉、电热杯;禁止使用燃具、取暖器和带明火的蚊香;禁止老人卧床吸烟等。

(11)老人外出活动的安全:上下楼梯遵守上下行方向;伴老人乘电梯,要搀扶老人,不要用手摸或倚靠在不动的护板上,以免被滚动的扶梯拉倒。陪伴老年人外出时一定要走人行道。不准在车道上等车或招呼出租车，要在站台或指定地点等车或招呼出租车。在月台上等地铁的时候，应站在黄色安全线外。哪怕是很短的时间，也不要让患有认知症的老人离开视线范围。

2. 防止摔倒的安全措施

意外事故的风险因素：环境的认识，视觉，听力，嗅觉和触觉，瘫痪，药物，年龄。

(1)在房间走廊和浴室采用良好采光；

(2)灯的开关应容易触及到；

(3)应在浴室走廊和房间设置夜灯；

(4)应在浴室设置扶手；

(5)安全扶手和把手应设置在淋浴室浴缸和座便器旁边；

(6)地毯应是墙对墙的铺装并要固定好，避免滑动；

(7)地面覆盖一种颜色，无色的地面会使老人感到头昏；

(8)地面应是不滑的表面；

(9)在硬木地板和油毡表面，采用不滑蜡；

(10)地面和楼梯不能有玩具、电线和其他可造成摔倒的东西；

(11)尽可能避免重新放置家具；

(12)座椅要有扶手，以便支持站立或坐下；

(13)浴缸和淋浴室要用防滑的地面或防滑垫子；

(14)电话和台灯要放在床边；

(15)要穿防滑的鞋或拖鞋，避免鞋上有较长鞋带；

(16)衣着要合适，不要穿太宽松的衣服并拖拉在地上；

(17)如果有必要，要戴上眼镜或助听器；

(18)要让老人知道如何使用紧急信号灯；

(19)紧急信号灯应总是在老人可以触及的范围内；

(20)当老人要起床、离开轮椅或行走而需要帮助时，一定叫护理人员帮助，切忌自己行事；

(21)要对紧急信号灯作及时的回应,有些老人也许需要马上帮助或他们不能等待帮助;

(22)要经常地查看那些没有判断或记忆失调的老人;

(23)向老人提供伴随服务;

(24)枕头或锲入的垫子和坐垫可以保持老人正确的姿势;

(25)老人上厕所时只要其需要就应提供帮助;

(26)老人洗澡及大小便应在一个有规律的时间中进行;

(27)当没有人帮助时,便盆或小便盆应放在老人能够拿到的地方;

(28)热饮料、柔和的灯光或背部的按摩常用于平静那些兴奋的老人;

(29)床应降低至最低水平,除非护理人员正在进行护理工作;

(30)如果有医生的指令,应保持床护栏升起的状态,当床处于较高的状态时床护栏一定要升起;

(31)拐杖和助行器都应有防滑底部;

(32)轮椅的闸应处于良好的状态;

(33)当移动老人时,要将床的轮子、轮椅和担架车轮锁好;

(34)应当注意的是当在拐角、走廊的交叉处和出入门时,你都有可能伤及对面来的人。

3. 运用限制（约束）

“运用限制”是指运用一些东西、物资、设施、衣服、材料或化学材料去限制人身体活动的自由。要切忌,限制的采用是为老人的治疗和安全,而不是为了护理的方便,限制的使用是在尝试了其他所有选择的方法之后才采用的。

(1) 避免限制应用的方法

①多样化的活动,如看电视、录像、听音乐、玩游戏、看书等;

②使用枕头、毯子等来调整老人的姿势;

③将紧急信号灯设置在老人可触及的地方;

④满足老人食物、饮水和排泄方面的需求;

⑤家人、朋友或志愿者的造访；

⑥安排陪伴人员；

⑦花一些时间与老人在一起；

⑧与老人回忆往事；

⑨提供一个平和、安静的环境；

⑩允许老人在一个安全的地方出现地点判断失调的现象；

⑪提供身体运动和户外活动；

⑫给予老人应允的工作；

⑬经常地观察老人；

⑭向老人解释所有的程序和护理方法；

⑮经常地向老人解释所需求的医疗设备和设施；

⑯向患有混乱的老人指示地点、时间、人，提供日历和钟表；

⑰好的室内光线；

⑱提升不间断的睡眠。

（2）使用限制的安全措施

①使用限制要得到护士的确认和符合护理计划，要尽可能少地使用限制设备；

②要在获得护士确认使用的指令之后，并且是在适当的使用情况下才可使用；

③要在护士的指引下正确选择限制尺寸大小，小的限制是比较紧的，他们可造成不舒服，焦虑限制呼吸或减少循环功能、窒息的危险往往来自大的或者松的限制；

④要严格按照生产厂家的安全指示去使用限制；

⑤不要使用床单、毛巾、带子、绳子和其他相关的东西去限制老人；

⑥要使用完好的限制工具，要注意限制的工具不要有破损；

⑦老人上厕所时不要使用限制；

⑧遵照护理单位的有关政策和程序；

⑨当使用限制时，要尽可能使老人处于好的身体姿势状态；

⑩在应用限制过程中要对经常受到压力的皮肤和骨头部位给予保护；

⑪交叉的背心式限制要应用在前胸，不要应用在背部，除非有生产厂家的特别

指示,交叉的胸部限制运用在背部会导致窒息死亡;

⑫要在床栏中放置枕头等物,这样可防止老人卡在护栏中;

⑬当使用背心式限制或将带子作为限制时,要将床护栏彻底升起,这样可防止老人的摔倒;

⑭如果将老人置于椅子上,要确保臀部和背部处于良好状态,如果使用一个带子作为限制,背部和臀部应处于45度角;

⑮当限制一个老人坐在椅子上时不要使用靠垫;

⑯当对腿和腰进行限制时要每15分钟查看一下老人的循环情况,如果发生下列情况要马上报告:你不能感到老人心跳;老人手指或脚趾灰白冰凉或颜色暗淡;老人抱怨疼、麻痹或在限制的部位有麻刺感;皮肤泛红或有损坏;

⑰每15分钟检查一下老人是否处于安全和舒适状态;

⑱始终在你的兜里放上一把剪子,在紧急情况下,可以在较短时间内剪断限制,绝不要将剪子遗留在老人床边或老人可触及得到的地方;

⑲每2小时拿掉限制并且每2小时改变一下老人的身体姿势,记住,老人往往是在想要上厕所时引起受伤,所以在给予老人限制时,一定满足老人排泄的需求,同时要给予老人皮肤的护理和关节的活动,要确保老人每2小时有10分钟的放松时间;

⑳满足老人的基本需求,必须要给予老人水和食物;

㉑确认紧急呼叫灯是否可以被老人触及到,同时要及时准确地将你所观察的和所做的报告给护士。

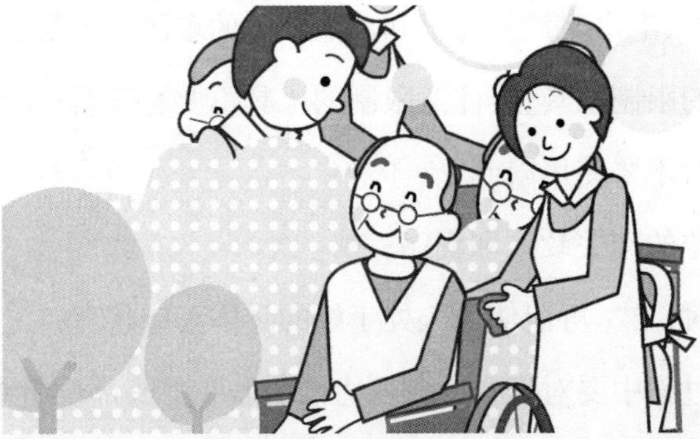

约束法

1. 腕部约束法

用棉垫包裹于老人手腕或踝部

↓

宽绷带打成双套结,套在棉垫外

↓

稍用力拉紧

(以不影响血液循环为宜)

↓

将带子系于床缘上

2. 肩部约束法

老人两肩部套上袖筒

↓

腋窝衬棉垫

↓

两袖筒的细带在胸前打结固定

↓

将两条长带系于床头

↓

将软枕头立于床头(防止老人躁动时撞伤头部)

3. 双膝约束法

老人两膝衬棉垫

↓

将约束带放于两膝上

↓

宽带下的两头带各固定一侧膝关节

↓

侧膝关节

↓

然后将宽带两头固定在床缘

二、养老护理员人身安全

1. 社交安全

(1)树立自我保护的心理防范意识:提高警惕、不畏强暴、学会报警、保持平静、正确处理;

(2)具体措施:发现险恶用心时,不要被恐吓、暴力吓倒,高声求救,平时注意拒绝诱惑,暗示反感,向公司和派出所求助;

(3)穿衣打扮要大方得体:忌胸、脐暴露,忌浓妆艳甲,显性感,招麻烦;

(4)恋爱要慎重;

(5)认老乡要慎重:防杀熟;

(6)不要轻信他人、乱拉关系;

(7)不被金钱或承诺诱惑,即骗钱、骗物、骗色;

(8)外出要请假或告知:外出告知去向及返回时间,以备不测;不在外留宿,天黑前回家（或公司），遇坏人、摆脱纠缠讲方法，用策略，保安全。

2. 入户安全

客户担心——养老护理员给家人和财产带来危害。

护理员担心——受责骂、殴打、侮辱、异性骚扰。

入户——以自律、自爱、自重的风貌态度和人格精神赢得信任。保护自身人身、财产安全。

（1）与老人或家属产生矛盾时，即使错在对方，亦不可针锋相对，如果对方脾气不好，利用心理优势，可能会动手伤人。

（2）避免选择单身、独居、异性客户，最好知根知底。

（3）避免与异性客户同居一室。

（4）遇下列情况及时向公司反应并作适当处理。

①违约；

②虐待；

③无居住条件；

④同性客户经常不在家住；

⑤客户言语下流；

⑥无故拖欠、克扣工资。

3. 抵御暴力

（1）遇到拦路抢劫要沉着自卫；

（2）走在街上防飞车抢劫；

（3）公交车上防偷盗；

（4）开车外出防盗抢；

（5）乘火车防盗窃；

（6）提款机取款防骗抢；

（7）防性骚扰和性侵害；

(8)摆脱跟踪者;

(9)公共场所应对恐怖袭击;

(10)遇到枪击自我保护;

(11)遇到劫持沉着应对。

4.工作中的安全

护理人员在进行护理时增加肩部和腰部负担的动作较多,容易患腰疼和肩酸,掌握不增加身体负担的护理方法是大有必要的。

(1)掌握身体力学,运用身体机制工作。

①确保你的身体处于一个好的身体姿势;

②使用肩膀、手臂上部、臀部和大腿处较大、较有利的肌肉;

③当你提升、移动或搬运物体时,要使物体接近你的身体;

④避免不必要的弯曲和伸够;

⑤面对你的工作区域;

⑥在任何时候尽可能运用推、滑动和拉的方式移动物体而不是要使用提升的方式;

⑦当推或拉物体时要增加支持基础;

⑧运用双手、双臂去提升和搬运重物;当要改变运动方向时要转动你的整个身体;

⑨要平和、轻柔地实施移动工作,不要突然或慌忙地实施这样的工作;

⑩如果不能移动或翻转某物要请求帮助;

⑪要弯曲你的臀部和膝盖来提升你的重物;

⑫不要将提升物体的水平高于胸部;

⑬穿戴身体支持设备,以帮助你运用好身体机制。

(2)注意精神卫生。

(3)坚持定期检查。

(4)做防止腰疼和肩酸的体操。

(5)预防感染的措施。

三、保证客户的家庭财产安全及应急措施

1. 家庭防火

(1)不宜躺着吸烟,禁止将未熄灭的烟头扔到垃圾桶。不得在公共通道、楼道、楼梯、安全出处口等堆物、堆料或搭建棚物。禁止在阳台上堆放易燃易爆物品。经常检查电线、插座有无损坏,核实家庭电器是否超负荷。用火后检查火种是否熄灭。做饭或烧水时,人不宜离开过长时间,易燃物远离火源。

(2)煤气的安全使用。经常注意有无露气,管道老化易漏气;煮饭时注意溢水;煤气罐遇到高温易爆炸,不要用热水加热延长使用时间。关闭时先关紧瓶阀,把管道内气体燃尽;煤气热水炉使用后注意关闭,通风。

(3)燃气使用的防火:漏气先开窗、禁止明火、禁止动电器开关。钢瓶爆裂少见、但后果严重,不超量、不受高温。切断气源,扑救火灾,关闭阀门或进户总阀门。燃气火灾发展快,报警(消防),同时通知维修服务站。

(4)电器使用的防火:电炉、电热壶使用时看护,台面、附近不得有可燃物。防余热引起火灾。空调防窗帘受热起火,勿短时间内连续停开。

(5)发现起火的处理:沉着冷静,勿钻入床底或顶棚;大声呼救,敲打面盆、铝锅等召唤人参与灭火。迅速报119,注意细节,沉着镇静,听到拨号音后再拨119;讲清着火地址(路名、街道、楼号、门牌号);尽可能讲清什么物质着火及火灾范围;冷静回答119提问;派人在路口迎接消防车。

(6)扑救初起火灾的措施

①在消防车到达现场前,应设法扑救

a. 不要盲目打开门窗,以免空气对流,火势蔓延;

b. 就地取材,用灭火器、沙土、毛毯、棉被等覆盖;脸盆、水桶、传水或利用墙式消

防栓；

c. 油锅起火：熄灭炉火、锅盖覆盖，勿水浇；

d. 燃气灶具起火：关闭阀门或用衣物、棉被浸水覆盖，并迅速关闭总阀门；

e. 搬移附近可燃物；

f. 家用电器着火：先切断电源，电视机、计算机起火还要注意用毛毯、棉被灭火时，人站在侧面，防止显像管爆裂伤人；

②灭火器的使用：用错灭火器，可能助燃。

a. 手提式泡沫灭火器：拉出保险销→摇晃→对准火源→压下把手。第一，不与水同喷，影响效果；第二，切电源，防触电；不能用于初起电器火灾。

b. 二氧化碳灭火器：手轮式、鸭嘴式。第一，站在上风处；第二，防喷手冻伤；第三，用后通风。

c. 干粉灭火器：适宜油类、可燃气体、电器的初起火灾。

d. 小型家用灭火器：喷射型，按下顶端弹簧按钮；投掷型，直接置于火中，破碎泄干粉。

③火灾发生时应遵循的原则

a. "三要"：要熟悉环境，要沉着冷静，要警惕烟毒。

b. "三救"：逃生通道"自救"，结绳下滑"自救"，向外界"求救"。

c. "三不"：不乘坐普通电梯，不轻易跳楼，不贪恋财物。

d. 火场逃生：开门前，先用手碰一下门拉手，或门隙有烟冒进来，切勿开门。匍匐而行。高楼窗户逃出，用被单等系成长绳，拴在家具上，顺下。也可窗口求救。老人房间遇火灾时，先移老人至安全地方，抱不动的用大垫子拖人。不用电梯。

e. 火灾逃生"72 字口诀"：熟悉环境，出口易找；发现火情，报警要早；保持镇定，有序外逃；简易防护，匍匐弯腰；慎入电梯，改走楼道；缓降逃生，不等不靠；火已及身，切勿惊跑；被困室内，固守为妙；速离险地，不贪不闹。

2. 家庭防盗

自觉配合小区的管理:关公共防盗门。

睡觉、出门关严门窗:夏季,注意阳台、厨房、厕所门窗。

防护窗不一定安全:被利用上高层,忘记关窗,阻碍逃生。

确保门的安全:窗、门、锁、钥匙丢失及时更换。

易发地点:新宅,邻里不熟悉,安全措施不健全;独居独院;底层或顶层;长时间无人居住的。

(1)对入室盗窃、抢劫的应急处理

①冷静思考对策,勿惊慌,避免与歹徒发生冲突被伤害;

②告诉歹徒家人正在回来(外出购物等),或其他方法暗示,使其不敢久留;

③观察其言行举止,蒙面者记清身高、衣着、口音、举止等特征;

④即使感觉是熟人作案亦不可当面指认,防被害。

(2)夜间遭遇入室盗窃或抢劫,应沉着应对

①切忌立即起身查看甚至开灯。故意大声说"谁呀",或用手机悄悄报警。勿冲动,以免受伤。

②遭遇抢劫,应放弃财物,确保人身安全。

③发现入室盗窃要报警。

(3)有陌生人敲门不可马上开门,以防歹徒谎称推销员、修理工、家人、朋友骗开门(婴儿啼哭、断电)等

①查明身份、来意;

②一个人在家时,大声呼叫其他人是否认识来人,吓跑歹徒;

③老人、儿童在家最好不要回应陌生人敲门;

④楼道或门口遇到陌生人,要警觉,勿同时进楼或在其面前打开家门,以防突然闯入;

⑤万一闯入,趁未关门时,跑到门外呼救。

(4)接到陌生人的电话要警惕

①电话诈骗或入室抢劫前的试探，谎称家人出车祸，以让其交钱、汇款或进行电话调查等方式。

②聊天问家里是否只有老人和孩子，应可立即挂断，用手机与家人联系，若反复纠缠，不可轻易告诉家中情况，并报警。

③被盗现场的保护：发现被盗→打110，不要动家中物品，勿随意走动，勿接触门把手和锁具防破坏指纹，注意保护盗贼遗留物。

四、家用电器的安全使用

1. 电脑

15～35 ℃环境中工作为宜，5 ℃以下不能工作。雷雨交加时不使用电脑。

2. 电视机

开关必须间隔5分钟以上，停电时关掉，雷雨时拔掉电源和天线。使用遥控器关掉电源后，遥控耗电在15瓦，还需同时拔掉电源插头，彻底切断电源。闲置不用更易损坏。

3. 电冰箱

热的食物冷却后放入冰箱内；冷冻食物要加盖或装入密封塑料袋，防止食物串味和污染冷冻室内壁，瓶装液体食物，不能放入冷冻室，以免冻裂流淌（胰岛素放入冷冻室，裂开不能用）；冷藏食品，注意分类包装，易串味食品一定要严格包装，易干缩的食品也要包装好，冷藏水果蔬菜应先清洗，擦干外部水滴，再放入果菜盒内，若要放在搁架上，必须用塑料袋包好，严禁放易燃、易挥发的物品。经常整理，清洗。减少开门次数，保持敞开度最小。冰箱搬运倾斜度不能超过45°。应全年应用，整个冬季停机不用，润滑部分、缸体部分都处于“干涸”状态，突然开机，会影响压缩机的使用寿命。

4. 空调

风向板在制冷时向上吹，制热时向下吹，使冷气热气在室内均匀扩散，避免直接对着人长时间平吹。

5. 吸尘器

切忌吸入金属屑、尖针、短铁丝等物，防损坏过滤器。

6. 洗衣机

在洗衣机内浸泡衣服不能时间过长，长期积水会影响使用寿命，先加凉水，再加热水，水温在40度以下。不要同时按下两个键，不要反向扭转定时器旋钮，禁止用硬物捅水管堵塞部位。

7. 微波炉

微波炉内有高压，选用适当的非金属容器，如玻璃、陶瓷、塑料或微波炉专用容器，盛食物装入炉腔内，微波炉有高、中、低、解冻四档，根据需要选择。没有解冻档，解冻食品选最小功率档位。加热表面无孔的食物时（如鸡蛋、土豆、栗子等），先将食物表面用刀划个口，否则这些食物会受热膨胀，发生爆炸。加热瓶装、灌装或袋装的食物时，也要将口打开，方可放入微波中加热，否则也可能发生爆炸。达到预选时间，信号器发出响声，自动终止工作，片刻后取出食物。炉内保持清洁，拔掉电源，用湿布擦洗，不要直接用水冲洗，擦洗外壳，不要让水通过风口流入炉内电器中，以免造成损坏。如果遇到炉内起火，不必打开炉门，只要切断电源即可使火熄灭，炉内有难闻气味时，可用柠檬和食醋加水，在炉中煮沸两分钟即可消除。

8. 电饭锅

水比例为1∶2.5，达到103度时自动断电，保温状态，米饭需再焖10分钟才能熟透。煮粥做汤时,锅内有水,温度不会超100度,需手动停止工作。烘烤或加热食物时,只需在锅内放一层食物如面包片、馒头片、饼,盖好盖子,按下按钮,5分钟后按键开关自动跳起,食物微黄即可。锅胆底部与边缘避免碰撞,以防变形,不宜煮酸碱性食物,另外要防止粥汤水外溢,损坏元件。锅胆不能用钢丝球、金属利器铲刮,这样会损坏镀层,电热盘、外壳不能湿洗。

五、感染的预防与控制

1.传染病的知识

(1)传染对策的基本知识

①传染源的排除:排泄物、呕吐物、血液、体液、分泌物、使用过的器具及器材,接触过上述物品的手等所触摸过的食品。

②传染途径的切断:空气传播(结核菌、麻疹、水痘);飞沫传播(流行病毒、风湿病毒);接触血液与媒介(肠道出血性大肠菌、白藓病、绿脓菌)。

③对传染的理解:传染是由于微生物侵入和生长在身体中而造成的一种疾病状态,这包括对身体某个部分的传染和整个身体的传染,人有许多特定的传染征兆。病毒不一定总会造成传染。如果没有传染的征兆那就叫带菌者或叫病媒,他们可以将病毒转移到其他地方,病毒必须要离开他们的栖息场所,这就需要一个出口,出口指的是呼吸系统、肠胃、泌尿系统和生殖器官、破裂的皮肤和血液,人的身体是可以防护传染的,人抵御传染的能力是与人的年龄、营养状况、压力、疲劳、总体的健康水平、医疗和疾病或受伤的存在有关联。

2.控制细菌的传播,最普通的有直接和间接的传播方式

①直接接触,是指细菌从一个生命体传播到另一个生命体,如果你吻了一个感冒的人,那么你就有可能患上感冒;如果你接触了感染伤口上的分泌物,或有人直接

对着你咳嗽或打喷嚏，直接接触感染也会发生。

②间接接触：如果一个病人使用一个杯子喝水，一些可引起疾病的病原体就会转移到杯子上，当你去拿这个杯子，你的手上就会沾上这些细菌，如果你再将手放在你的鼻孔内及口内，或你的皮肤上有破损，你就有可能感染此病，这些细菌将通过间接接触而传播。间接传播指细菌通过媒介物体传播，通常这种情况是有一个已被感染的人，接触了一件物品而另一个人接触了这个同样的物品引起的。比如，如果你感冒用手纸擦鼻涕，而另外一个人拾起这张纸扔出去，他就会由于间接接触而患感冒，细菌由你鼻子的分泌物到纸上再到他的手上。

③切断传染链的方法：灭菌技术是指一种清除或消灭病毒以及防止他们从一个人或地方扩散到其他人或地方的技术，就是那些切断传染链的方法。

a. 在大小便后要洗手，另外在更换医药棉球或绖带后要洗手；

b. 当接触过你自己或他人的血液、体液、分泌物、排泄物时，这包括唾液、呕吐物、尿液、粪便、阴道的分泌物、鼻涕、精液、伤口的脓液和呼吸道的分泌物，要洗手；

c. 提供所有供自己使用的牙刷、喝水杯、毛巾和其他个人护理物品；

d. 当你咳嗽、打喷嚏或擤鼻子时要盖住你的嘴和鼻子；

e. 要经常地洗澡，洗头和刷牙；

f. 在你处理准备和吃饭之前或之后都要洗手；

g. 在生吃蔬菜或水果前要将蔬菜或水果洗干净。

2. 如何控制细菌传播

(1) 注意日常生活的细节

①洗手，使用抗菌肥皂；

②食用营养丰富的食物；

③清洁；

④不要让脏床单接触你的衣服；

⑤拿稳手中被污染的脏的物品；

⑥将脏被单至于袋内；

⑦清洗、晾干或存放用具和设备；

⑧确保个人设备单独使用，如便壶、便盆、脸盆、呕吐盆、牙刷、牙膏、浴液和肥皂；

⑨盖好便盆和尿壶；

⑩识别和报告感染的症状；

⑪小心准备食物，首先洗手，打开罐头前冲洗顶部，食用水果和蔬菜前先洗干净，适当的烹调食物，彻底地烧熟鸡或猪肉，每次使用过的碗和用具要清洗，当你使用切板准备鸡、猪或其他肉类后，要用热水或洗涤用品立即冲洗，分开熟食及生食菜板及刀具；食物准备好后立即分放；

⑫小心存放食物。

(2)什么时候洗手

洗手是你能控制细菌传播的最重要的事情，有时你会认为洗手是件头疼的事，特别是当你有许多其他的事情要去做时，但是如果有一次你说“我太忙了，就不洗了”那么也许就是这一次你可能将会使自己或别人感染上细菌。

①当你来上班时；

②在接触被护理者之前和之后；

③去完洗手间之后；

④在咳嗽、打喷嚏或擦鼻涕之后；

⑤拿食物之前；

⑥吸烟后；

⑦拿干净的床单之前；

⑧拿脏床单之后；

⑨回家前；

⑩任何你认为可能重要的其他时间。

(3)洗手(法)规则

①在流动的温水下洗你的手；

②身体要离开水池,你的手不要接触水池,因为水池是被污染的;

③在整个洗手过程中,你的手和前臂要始终低于你的肘部,否则脏水就会顺着你的手流向你的前手臂从而造成污染;

④揉搓手心和手背,使肥皂产生泡沫,这样有利于清除微生物;

⑤要注意洗手经常忽略的地方,如拇指、指节、手的两侧、小手指和指甲下的部分;

⑥用指甲尖来回刮磨手心去清洁指甲缝隙,微生物非常容易在指甲缝隙间生长;

⑦遵循不同的健康单位不同的洗手要求,不过洗手时间至少需要 10~15 秒钟,你的判断是很重要的,有时你的手上沾上血液、体液、分泌物和排泄物等,你就必须使用更长的时间来洗手;

⑧从手指一直到前手臂逐步拭干,要首先擦拭最干净的地方;

⑨使用干净的手巾纸去关闭水龙头开关,因水龙头是污染的,用纸巾可以避免手再次污染;

⑩使用护肤液或乳液去预防手皮肤的干燥和龟裂,干燥的皮肤很容易破裂,记住,破裂的皮肤是微生物的入口。

洗手法

1. 目的

规范地洗净双手,以减少手上的病原微生物,预防感染。

2. 准备

(1)养老护理员:着装整洁,洗手前修剪指甲,取下手表和饰物。

(2)物品:洗手液(肥皂)、清洁毛巾或一次性纸巾、指甲剪刀、流动自来水等。

3. 操作流程

卷起衣袖

↓

打开水龙头

↓

双手充分冲湿

↓

取洗手液适量均匀涂抹整个手掌、手背、手指和指缝(或肥皂涂擦双手)

↓

双手掌心相对,手指并拢,相互对搓数次

↓

双手掌心相对,双手交叉指缝相互揉搓

↓

手心对手背沿指缝双手分别相互揉搓

↓

两手掌分别包绕对侧手的拇指旋转揉搓

↓

弯曲手指使指关节在另一手掌旋转揉搓,交换进行

↓

将五个手指间并拢在另一手掌心旋转揉搓,交换进行

↓

再以环形动作搓揉双手腕及前臂(全部揉搓时间约15秒)

↓

手指向下,用流动水冲洗净双手

↓

用洁净毛巾或纸巾擦干双手(或烘干机烘干)

4. 注意事项

(1)护理老人前、后,协助老人进食前、后,协助老人排泄后或接触污染物后均应认真洗手;

(2)洗手时身体勿靠近洗手池,以免污水喷溅导致湿污衣服;

(3)冲洗手时腕部不可高于肘部,以免污水倒流湿污衣袖;

(4)洗手前检查并修剪指甲,取下首饰等物;

(5)如无流水冲洗,用水盆洗手也应注意洗净手指缝、指尖及指甲、双手拇指与小指外侧,洗后更换清水;

(6)快速消毒手注意事项

①护理老人之前、后均需认真清洁双手,例如为老人测量脉搏、血压或扶住老人起床、大小便,为老人整理床铺等;

②接触患病老人的黏膜、手上的皮肤和伤口前、后,接触老人的体液、分泌物、排泄物、伤口敷料后,均需认真清洁双手;

③在护理患病老人时,手需要从老人的身体有污染的部位移动到清洁部位时,需清洁双手;

④接触患病老人周围的无生命物体(包括医疗器械)之后,需要清洁双手;

⑤使用手套前后需清洁双手。

5. 常用物品清洁消毒方法

(1)双手及身体:清洗法,在外出归来、饭前、便后用肥皂水或洗手液将双手各个部位充分清洗,在流动水下冲洗干净。

(2)毛巾、墩布、衣服、被单、床单、枕套等布类:日光暴晒法和煮沸、微波消毒。用肥皂水清洗过水后,拿到阳光下直接暴晒 6 ~ 8 小时。但要经常翻动,一般每隔 2 小时翻动一次,使物品的各个面都能直接与日光接触,暴晒后把毛巾、拖把放在通风干燥处备用,需要时也可将衣服和被单等布类进行煮沸消毒。

(3)床垫、褥子、毛毯、棉被、枕头:日光暴晒法消毒,即直接将物品拿到阳光下暴晒,每隔2小时翻动一次。

(4)餐具:煮沸法消毒。

①搪瓷、不锈钢饭碗等餐具

a. 用洗涤剂清洗或刷洗物品,去掉油渍和污渍,再用清水彻底洗净。

b. 将物品完全浸没在软水或凉开水中,进行煮沸消毒。

c. 盖紧锅盖,不可漏气。

d. 水沸后计时5~15秒。在煮沸后不可再加入物品;带盖的物品必须要打开;大小相等的碗或容器不可重叠,使内面与水充分接触。

e. 消毒后的物品及时从锅内取出,放在清洁的橱柜内。

f. 煮沸中如急需消毒其他物品,应在第二次加入物品水沸后重新计算时间。

②玻璃(水杯)类

a. 用洗涤剂清洗或刷洗物品后,用纱布包好。

b. 将物品完全浸在冷水中,进行煮沸消毒。

(5)盘具、痰杯、便器:煮沸或浸泡法消毒。

①盘具先用肥皂或去污粉清楚污垢,并用流动水冲净。盘具中盛清水约三分之二满,当水沸后持续煮沸5~15秒,然后用毛巾包绕双手将盘具端离火源,倒掉盘中水后,放在固定的盘架上备用。

②将痰杯、便器、便池的污物倒掉、冲净,用去污粉或稀盐酸刷洗、冲水后,倒入0.5%漂白粉澄清液对其进行浸泡消毒。消毒时必须将痰杯和便器的盖子打开,物品要完全浸没在消毒液中。一般浸泡消毒30秒。

(6)房间空气

采用通风法。房间通风可净化室内空气及消除室内异味,并减少室内空气中细菌的数量,增加新鲜空气和室内的含氧量,调节室内的温度、湿度,有利于预防呼吸道感染。开窗通风时间不应少于30秒。通风时避免过堂风,并注意老人的保暖。

(7)床铺、桌椅、轮椅、地面等物品:擦拭法消毒。

①床铺、桌面和轮椅

用蘸取化学消毒液的抹布将老人使用过的床、桌椅、轮椅表面和老人的日常用品（热水瓶）进行擦拭，抹布用后消毒。扫床时床刷外面罩上湿布套，以避免灰尘的污染。床铺的清扫要做到一人一布套，用后将湿布套进行消毒。

②地面

先用蘸水的笤帚将地面的污物清扫干净，再用墩布蘸取消毒液擦拭地面。使用时注意消毒液的浓度要符合要求，同时注意地面不可过湿，以防老人滑倒。如果地面有血迹、粪便、体液等污物时，应先用消毒液处理后再清洁。

③配餐室、居室、洗手间、厕所应分别设置专用拖洗工具，标记明确，分开清洗和消毒，并及时悬挂晒干。

6. 常用化学消毒药物的使用方法

(1)2.5%碘酊

①一般用于皮肤消毒；

②碘酊要密闭于瓶中存放，碘酊消毒后要用75%的乙醇脱碘，对碘过敏者禁用。

(2)乙醇

①70%～75%乙醇作皮肤消毒，95%乙醇可作燃烧灭菌用。

②对酒精过敏者禁用酒精消毒皮肤，皮肤有溃疡时不能使用。

③它具有挥发性及易燃性，应加盖保存于阴凉通风处，远离火源；定期检测浓度。

(3)碘伏

可作皮肤消毒及餐具、玻璃类物品的消毒，当用于皮肤消毒时，不必用酒精脱碘。

7. 隔离

(1)概念：隔离是把有传染病的老人或带有传染性病菌的老人在传染期间安置在指定的隔离房间，与健康老人分开，暂时不与健康的老人接触，防止病原体扩散。对被隔离的老人血液、体液、分泌物、排泄物、用物要集中消毒处理。防止病原微生物的直接或间接的传播，防止传染病的蔓延。

(2)隔离的种类

①严密隔离:为预防高度传染性及致命性的病原微生物而采用的隔离,如非典时期的隔离;

②一般隔离:包括呼吸道隔离,消化道隔离,接触隔离,昆虫隔离,血液,体液隔离等,如乙肝、艾滋病的隔离;

③保护性隔离:又称反向隔离,是为预防高度易感老年人受来自院内环境中各种病源微生物感染而采用隔离。

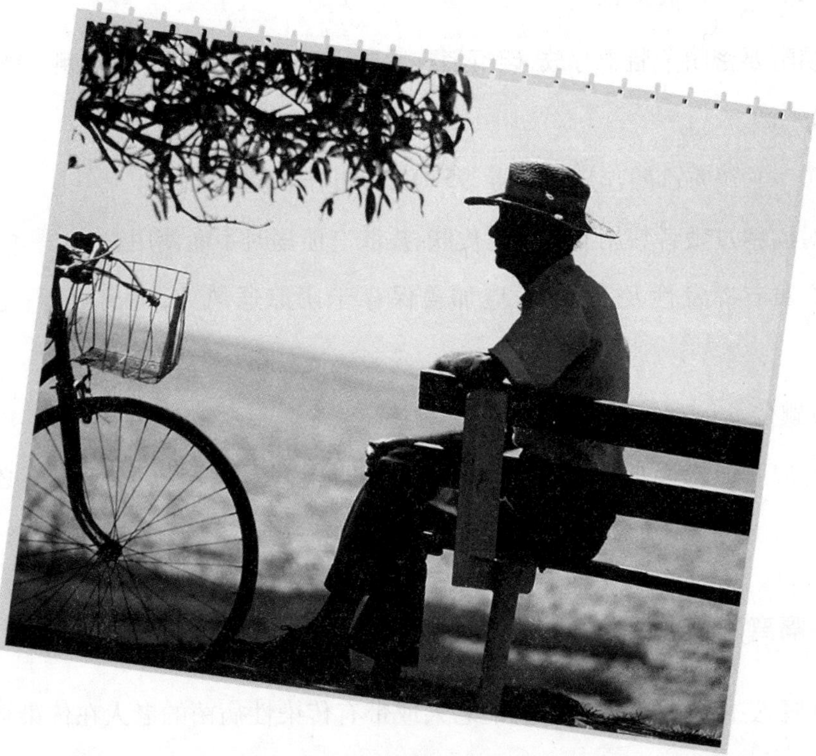

第二十章

老年人的闲暇活动

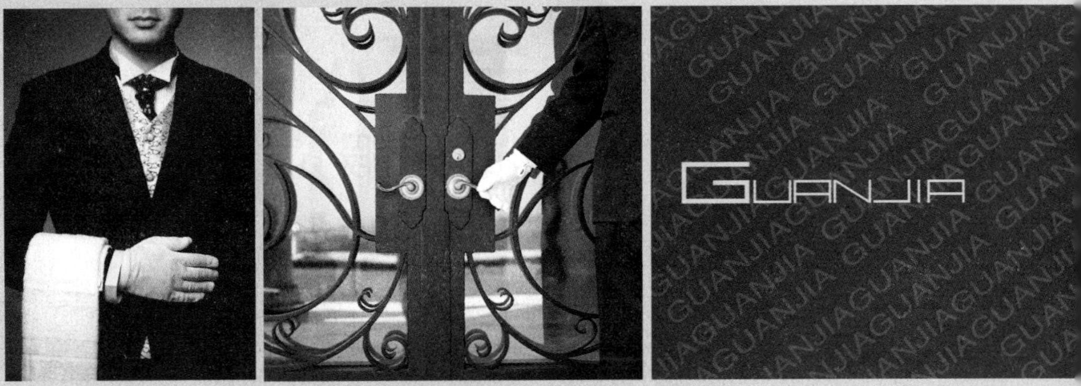
GUANJIA

一、体育活动

1. 老年人运动疗法的作用

(1)可以提高肌肉张力和韧带弹性,缓解疼痛并改善功能障碍;

(2)能使冠状动脉血流增加,提高肺活量,改善心肺功能;

(3)对于肢体活动有困难的老人,适当的体育锻炼可恢复机体功能,防止废用性肢体功能障碍;

(4)可改善胃肠功能,防止肥胖,预防老年病的发生。

2. 运动的时间和运动量

(1)运动时间:5 点至 17 点为最佳的运动时间,特别是运动量较大的活动。清晨冠状动脉张力高,交感神经兴奋性也较高,因此无痛性心肌缺血,心绞痛常发生在 6 点至 12 点,其中高峰期时 6 点至 9 点。因此,应避免早晨做运动强度较大的锻炼,清晨运动以散步、打太极拳为宜。

(2)运动量:每天运动一次或几次,相加 30 min 以上为宜。老年人要学会判断自己的运动量是否合适。如果锻炼后休息 5 min 脉搏能恢复到正常,说明运动量合适。如果不能在 6 min 内恢复,表示运动量过大。老年人运动期间每分钟脉搏数不超过"180 减去年龄"。如一位 70 岁的老人,运动时的脉搏不超过 180 − 70 = 110 次每分钟。有高血压、冠心病的老人运动时最高心率每分钟不超过 120 次,心绞痛老人不超过 110 次。运动后有微微出汗、轻微疲劳属于正常,但不应有气急、胸闷或头晕症状。

3. 老年人运动时的注意事项

(1)饭后不宜立即运动,应在饭后 2 小时进行;

(2)运动的场所选择在安静、空气新鲜的地方；

(3)锻炼时注意天气变化，夏季要防中暑，冬季要防感冒；

(4)运动时要注意安全，防止受伤；

(5)运动时要量力而为；

(6)必须坚持锻炼，持之以恒。

4. 组织老年人体育活动的方法

(1)太极拳

太极拳适合于体弱者和患高血压、冠心病、神经官能症、慢性胃肠疾病患的老人。经常练太极拳可调节中枢神经系统的活动，增加动作的协调性，改善心肺功能。

①准备工作

a. 客观评估老人一般情况及完成太极拳的可能性；

b. 安排适宜的场地，最好是在户外空气新鲜、宽敞明亮的场所进行；

c. 太极拳一般为集体活动，要安排好参加人员，创造良好的氛围；

d. 为老人换上易于活动的服装，最好是太极拳专用服装和鞋，备好伴奏带。

②操作方法

a. 组织老人站队→稍做身体活动→由一名能熟练打太极拳的养老护理师或老人带领并示范讲解→放音乐→老人随音乐打拳；

b. 常练的太极拳有 24 式、48 式、88 式，24 式太极拳是最简单的一种，初练者以简化太极拳为宜，每次重复打 2 遍；

c. 练太极拳要持之以恒，早晚各一次。

(2)体操

体操方法很多，主要有广播操、保健操、五禽戏等。另外，医疗体操、呼吸操、手指操、助力运动操、饭前准备操等可针对一些慢性疾病进行功能训练。瘫痪老人可采用被动运动、助力运动、协调放松操等，增加肢体活动能力。

① 准备工作

a. 客观评估老人的一般情况及完成该项体操的可能性；

b. 安排适宜的场地，最好是在户外空气新鲜、宽敞明亮的场所进行；

c. 安排好参加人员，做好运动前的准备活动，创造良好的氛围；

d. 为老人换上易于活动的服装，备好伴奏带。

② 操作方法

a. 最初运动时，选择 3 ~ 5 节适合老人体力的体操，以后可逐渐增加运动量；一般每日 1 ~ 2 次，每次 10 ~ 20 min。

b. 伴音乐进行，由一名能熟练做操的养老护理师或老人带领并示范。

(3) 慢跑

适合动脉硬化、高血压病、冠心病、糖尿病和肥胖的老人。经常慢跑能调节大脑皮层的功能，改善呼吸、消化和心脏功能，增强腰腿肌力。

① 准备工作：客观评估老人一般情况及完成慢跑的可能性。

② 操作方法

a. 慢跑距离可从 50 米左右开始，根据耐受情况逐渐延长；

b. 从每分钟 30 米左右开始，以后逐渐增加，每次 5 ~ 10 分钟。

(4) 步行

步行是最适合老年人的运动。一般有散步、快速步行和在斜坡上进行的步行。老年人应根据自己的体质和适应能力选择适当的运动量。

① 准备工作同前。

② 操作方法

a. 步行宜在新鲜空气中进行，早晚各一次，每天不少于 1 小时。在步行中途可适当休息；

b. 根据自己的适应能力选择运动量，一般以步行后脉搏不超过 100 次每分钟、没有明显的气息急促为标准。

二、文娱活动

许多娱乐活动是以康复为目的的,更多的是为挖掘老人自身潜力,提高老人对生活的乐趣,增加自信,使老人更好地融入社会,真正成为社会的一员。如老人参加绘画、书法、剪纸、舞蹈班等。

1.提高老人对生活的信心和乐趣

日常生活的满意程度对老人的生活有积极的意义。养老护理师要想法设法提高老人的生活满意度,使老人每一项日常生活行为都变得轻松舒适。

(1)进食时选择适宜的进餐时间和场所,创造舒适的进餐环境,巧妙布置餐桌,饭前调节好心情,做好饭前准备,如做饭前准备体操、听音乐、唱歌等活动。尽可能让老人选择自己喜欢的食谱,让老人与家人和朋友共同进餐。这些方法都能增加老年人进食的乐趣。

(2)协助老人排泄时,事先调节好厕所的通风、照明、温度。在排泄过程中,尊重老人隐私,尽量使老人自己完成排泄过程。

(3)协助老人洗浴时,调节好室温,尽可能按老人习惯选择洗浴方法,如盘浴、淋浴。能自己洗的部位要让其自己洗,充分发挥老人的主观能动性,保护老人的自尊。

(4)创造舒适的居住环境,尽量让老人自己布置自己的房间,自己决定家具的摆放,使老人有成功感。房间要有充足的阳光、通风良好,温度、湿度适宜,最好是能从窗口看见外面的景色。

(5)睡觉前,帮助老人调节房间温度、亮度,选择合适的被褥,使老人能够很快入睡。

2.在娱乐活动中增加生活乐趣

音乐、戏剧、电影欣赏可解除压力,达到身心放松。手工艺品制作、种花、养鱼、饲养宠物可使老人有创造感、满足感。所以要鼓励老人保持生活的情趣，广交朋友，积极参加社会公益活动。

3. 组织娱乐活动的要点

(1)选择轻松的时间和空间

娱乐活动应在空间宽敞的环境中开展，尽量选在上午10点左右或午睡后进行。

(2)创造和谐愉快的气氛

① 环境要和谐而富有情调，养老护理师本人的情绪要热情，给老人轻松愉快的感觉；

② 在娱乐活动过程中，老人为“主角”，养老护理师是“配角”，要以老人为中心；

③ 活动中养老护理师要与老人沟通，时刻关注老人的感受，尤其是失败时要照顾到老人的情绪。

④ 多人参加的娱乐活动应采取“网状式”的多边活动，而不是简单的一对一活动，要让每个老人都参与进来。

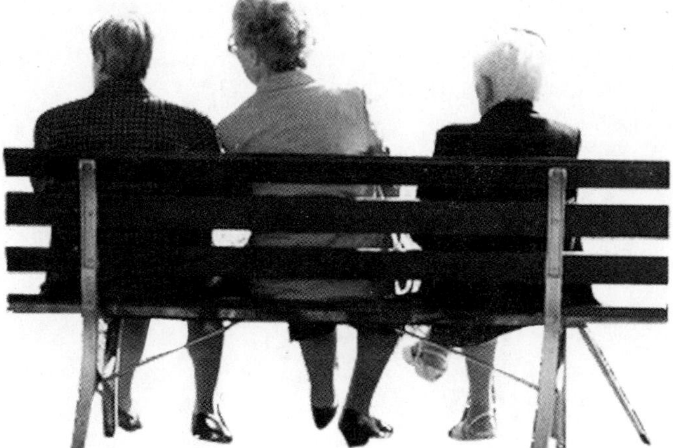

参考文献

[1]耿莉华,王国权.陪护员培训教材[M].北京:科学技术文献出版社,2005.

[2] 宋玉秋.家庭养老护理(职场指南)[M].北京:中央广播电视大学出版社,2011.

[3] 赵培坤.家庭养老护理(职业技能)[M].北京:中央广播电视大学出版社,2011.

[4]黄剑琴.家庭实用护理[M].北京:机械工业出版社,2004.

[5]张继英.养老护理员:初级 中级[M].北京:中国劳动和社会保障出版社,2006.

[6]张继英.养老护理员:基础知识[M].北京:中国劳动和社会保障出版社,2005.

[7]黄剑琴,彭嘉琳.养老护理员:基础知识与初级技能[M].北京:中国协和医科大学出版社,2002.

[8]倪荣,王先益.居家养老护理[M].杭州:浙江大学出版社,2009.

[9]李伟.敬老院工作手册[M].北京:中国社会出版社,2007.